COMMENT ON DÉFEND

SES MAINS

(La Lutte pour les avoir toujours belles)

PAR LE

Dr A. BARATIER

Membre de la Société d'Anthropologie,
des Sociétés de Médecine publique et d'Hygiène, etc., etc., etc.

Prix : 1 franc

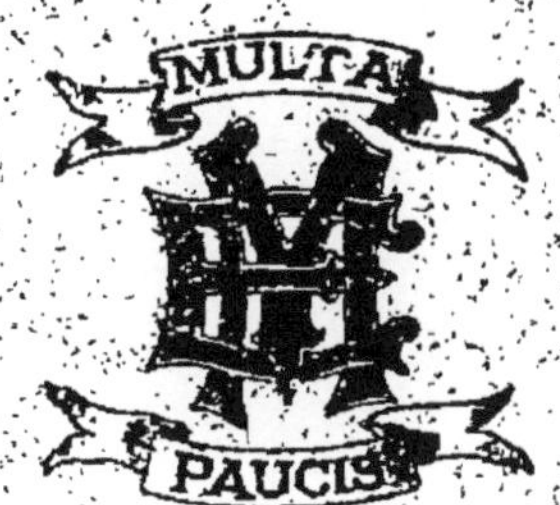

PARIS

...TION MÉDICALE MUTUELLE

29, RUE DE SEINE, 29

COMMENT ON DÉFEND

SES MAINS

(La Lutte pour les avoir toujours belles)

DU MÊME AUTEUR

Les **Vaginites**, 1 volume (*épuisé*).

Les **Frontières de l'Alcoolisme**, 1 volume (*epuisé*).

Les **Victimes de l'Alcool**, 1 volume.

COMMENT ON DÉFEND

SES MAINS

(La Lutte pour les avoir toujours belles)

PAR LE

Dr A. BARATIER

Membre de la Société d'Anthropologie,
des Sociétés de Médecine publique et d'Hygiène, etc., etc., etc.

Prix : 1 franc

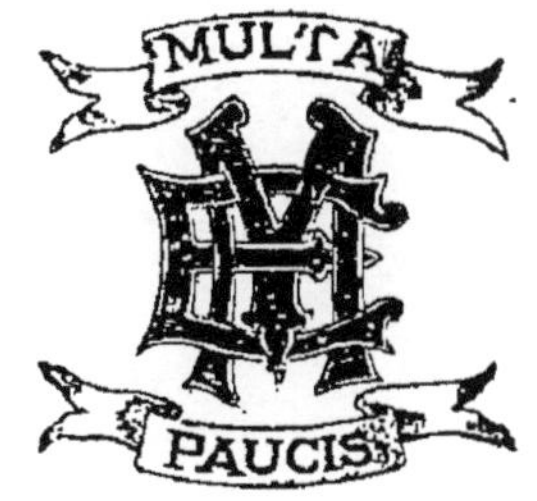

PARIS

L'ÉDITION MÉDICALE MUTUELLE

29, RUE DE SEINE, 29

Tous droits réservés

COMMENT ON DÉFEND

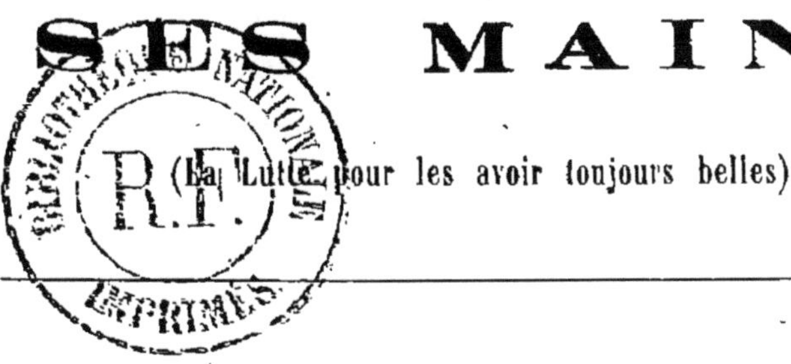

SES MAINS

(La Lutte pour les avoir toujours belles)

INTRODUCTION

Chaque jour, par insouciance, par manque de soins opportuns, par manque d'ygiène, par suite de pratiques ridicules enfantées par les commérages, par les préjugés néfastes et par la routine absurde, un grand nombre d'êtres perdent l'usage complet ou partiel de l'organe le plus nécessaire à leur existence ; par suite de ces erreurs commises à chaque instant, ils sont victimes de leur indifférence ou de leur ignorance et en peu de temps leurs doigts et leurs mains sont estropiés pour le restant de leur vie.

Or, un grand nombre d'accidents et de maladies qui ont la main pour siège peuvent être évités

par de simples précautions, par de modestes mesures d'hygiène ; d'autres peuvent être guéris en
peu de temps par un traitement rationnel et appro-
prié ; d'autres enfin, plus graves et plus compli-
qués, nécessitent l'intervention urgente de l'homme
de l'art.

Pour ces cas nombreux qui se rencontrent
partout des milliers de fois par jour, en exposer
sommairement, d'une façon claire et précise, les
symptômes caractéristiques ; en montrer la marche
normale et indiquer le traitement à suivre, soit en
se soignant seul, soit en attendant l'arrivée des
soins médicaux ; enseigner et faire voir au grand
public, à l'ouvrier des usines, à l'employé des fa-
briques ou à tout travailleur qui peut être blessé,
Comment on défend ses mains, tel est le but que
je me suis proposé d'atteindre dans ce petit
opuscule.

1

C'est seulement au sommet de l'échelle animale que l'on rencontre le délicat et fin organe que l'on a nommé la *Main*, et c'est chez l'homme seul qu'il atteint sa perfection absolue.

Spécialement destinée au *toucher* et à la *préhension*, la main est la partie terminale du membre thoracique et même on peut dire que c'est pour elle, en dernière analyse, qu'existe le membre supérieur tout entier.

Au point de vue du toucher, c'est un organe d'une exquise sensibilité, et grâce à l'opposabilité du pouce, c'est un remarquable instrument de préhension. Le bras et l'avant-bras, comme l'a dit Cruveilhier, sont faits pour servir exclusivement la main et cette proposition est d'une vérité incontestable et absolue. « N'est-ce pas, en effet, pour porter la main dans toute sorte de direction que le long levier de l'humérus décrit des mouvements si étendus et si variés ? N'est-ce pas pour la rapprocher ou pour l'éloigner du tronc que l'avant-bras exécute des mouvements si précis de flexion et d'extension ? N'est-ce pas encore pour la diriger rapidement et à l'instant dans toutes les directions que le radius roule sur lui-même dans ses mouvements de pronation et de suppination, lesquels s'ajoutant aux mouvements de rotation de l'humérus permettent à la main de décrire un cercle complet soit de dehors en dedans, soit de dedans en dehors, autour de l'axe représenté par l'extrémité du membre supérieur ? » Cette mobilité en tous sens est spéciale à la main de l'homme ; la main de certains quadrumanes est loin d'en être douée à un aussi haut degré, et c'est en vue seule de cette mobilité que la charpente osseuse, musculaire et nerveuse, existe d'une aussi délicate façon dans la main humaine.

Au point de vue anatomique, la main est un chef-d'œuvre de mécanique, un véritable objet artistique et on est saisi d'étonnement et d'admiration à l'aspect de cet organe tellement bien achevé et tellement bien accompli qu'il est impossible d'imaginer aucun os, aucun changement de texture ou de rapport qui soit susceptible d'augmenter la mobilité de cette main et que la présence de pièces nouvelles, tant parfaites et tant fines qu'elles puissent être conçues, ne ferait qu'entraver l'harmonie et la délicatesse de ces mouvements. Organe du toucher et de la préhension, la main humaine sert en même temps à des travaux qui nécessitent une force considérable et à des ouvrages qui réclament une délicatesse et une souplesse infinies ; tour à tour servant à attirer, à repousser ou à saisir des objets lourds, volumineux, grossiers et résistants ; tour à tour prenant les formes les plus diverses et s'allonger, se crisper, s'arrondir, se contracter ou s'amollir pour explorer des surfaces sinueuses et délicates, pour reconnaître les inégalités les plus légères, les contours les plus fins ou les anfractuosités les plus ténues, présenter un obstacle puissant aux plus fortes résistances ou aux chocs les plus violents, et servir à la fois d'instrument le plus délicat aux innombrables exigeances de l'artiste, du mécanicien, de l'aveugle ou du prestidigitateur, tel est le rôle multiple et étonnant de la main de l'homme. Pour être apte à remplir tous ces actes à la fois, pour être libre d'accomplir tant d'ouvrages différents tour à tour, il était d'une absolue nécessité que cet organe protéiforme fut en même temps doué d'une remarquable solidité alliée à une puissante mobilité ; le grand nombre d'os qui en forme la chapente et le grand nombre de muscles qui en forme la structure assurent cette double fonction et sa configuration elle-même semble présider à ce double but.

La main de l'homme a une face antérieure concave qui présente sur son milieu la *paume de la main*, limitée en haut et en dehors par l'éminence thénar, ayant à peu près l'apparence d'un triangle formé par plusieurs petits muscles et séparé de la paume par un long pli très prononcé ; en dedans, elle est limitée par l'hypothénar, éminence plus petite que l'autre mais d'une plus grande longueur terminée par un pli curviligne qui part de l'index pour aboutir au bord interne de la main. Dans la paume de la main existent deux autres grands plis et de nombreux petits plis plus ou moins apparents qui, pour les chiromanciens, ont des valeurs spéciales ! La face postérieure de la main, ou *dos de la main*, est convexe ; chez certains sujets maigres et dans certains mouvements, les tendons des muscles extenseurs des doigts s'y dessinent en formant des cordes plus ou moins prononcées. La main est terminée par cinq doigts dont un, le pouce, est opposable aux autres et fait de cet organe un véritable instrument de préhension ; l'extrémité supérieure ou *poignet* est enclavée dans les os de l'avant-bras par l'intermédiaire du carpe. Vingt-sept os, sans compter les os sésamoïdes, concourent à composer le squelette de la main et des muscles délicats et résistants à la fois, en quantité considérable, tant intrinsèques qu'extrinsèques, assurent le parfait fonctionnement de ses mouvements. Des articulations nombreuses, tant au carpe et au métacarpe qu'aux phalanges, avec des moyens d'attache puissants en même temps que légers, concourent à assurer la mobilité, la solidité et la souplesse de cet organe indispensable à l'homme.

La peau qui recouvre la main, selon les conditions sociales des individus, est fine, douce et délicate ou rude, épaisse ou calleuse ; sensible aux plus légers contacts ou rebelle aux plus dures sensations, la surface cutanée de la main reçoit des filets nerveux spéciaux et généraux. Le sens général du *tact* chez l'homme doit procurer des notions particulières au contact des corps extérieurs ; il doit fournir des sensations exactes ou approximatives de température, de consistance, de forme, de rudesse, de rugosité, de poli, d'étendue, de lieu ou de poids ; il s'exerce sur toute la surface du corps, mais c'est surtout et spécialement à la main que son action se développe et s'affirme avec une sensibilité et une finesse particulières. La peau ne conserve pas sur tous ses points les qualités nécessaires à l'exercice du sens du tact ; il faut pour percevoir délicatement les impressions tactiles qu'elle reste molle et souple, qu'elle soit pourvue d'un épiderme mince et délicat et quand le contraire existe, comme chez les manouvriers aux mains dures et rugueuses, soit que l'épiderme soit devenu rude et corné, soit que le derme lui-même soit coriace et résistant, la peau cesse d'être susceptible d'un toucher véritable et ne donne alors que des sensations imparfaites et inexactes. La surface cutanée de la main, et surtout celle des doigts qui chez l'homme forme l'organe du toucher par excellence, présente l'organisation la plus favorable à l'exercice de ce sens; elle est molle, fine, délicate, souvent même diaphane, très riche en filaments nerveux et d'une assez grande mobilité. Comme sur les autres parties du corps, la peau de la main est formée de deux couches superposées, le *derme* et l'*épiderme*. Par sa face profonde, le derme correspond au tissu conjonctif et à une couche plus ou moins épaisse de tissu adipeux ; sa face extérieure, qui est recouverte par l'épiderme qu'elle produit, est rarement plane et unie; elle est hérissée d'un grand nombre de petites saillies rougeâtres qui, groupées deux à deux et suivant des lignes très régulières, forment à la pulpe des doigts et à la paume de la main des lignes et des sillons sinueux toujours très apparents. Ces petites saillies, ayant l'apparence de petits cônes ou de petites pommes de pin portent le nom de *papilles;* elles se rencontrent en quantité considérable là où s'exerce surtout le sens du toucher avec le plus de finesse et contiennent à leur centre les sinuosités terminales des filaments nerveux ; ce sont ces organes terminaux nommés aussi *corpuscules tactiles*.

corpuscules de Meissner ou de Wagner, à forme co-
nique ou ovoïde, simples ou composés, qui donnent à
la papille son exquise sensibilité. On observe en outre
dans l'épaisseur du derme ou du tissu conjonctif de la
région palmaire des doigts, de petits corps plus volumineux que les corpuscules tactiles, appendus aux
tubes nerveux eux-mêmes comme des fruits aux
branches des arbres, en nombres assez considérable et
visibles à l'œil nu ; ce sont les *corpuscules de Pacini
ou de Vater ;* ils renferment dans leur cavité des filaments nerveux et paraissent être les organes sensitifs
terminaux destinés à recevoir les impressions de *Pression*. Il ne faut pas confondre les corpuscules du tact
avec les corpuscules de Pacini qui sont relativement
très volumineux et placés dans les couches profondes
du derme ou dans le tissu cellulo-graisseux sous-der-
mique, appendus spécialement aux nerfs collatéraux
des doigts, et non dans les papilles de la superficie du
derme.

A cette couche dermique sont annexés des vaisseaux
sanguins, artériels et veineux, des nerfs de sensibilité
générale et de motilité, ainsi que des vaisseaux lym-
phatiques, les *glandes sudoripares*, les *glandes sébacées* et les *bulbes pilifères*.

Moins abondantes que sur les autres parties du corps
les glandes sébacées, les glandes sudoripares et les
bulbes pilifères se rencontrent aux mains en quantité
plus ou moins grande selon les sujets. Les glandes sudoripares sont très nombreuses aux mains, où elles
sont situées sous le derme, surtout à la région palmaire

et la sueur qu'elles sécrètent est plus ou moins considérable selon les individus, suivant les différentes races de l'espèce humaine, suivant l'état du système nerveux, suivant les tempéraments et la température ambiante. Les glandes sébacées et le sébum qu'elles produisent sont annexées aux bulbes pilifères et se rencontrent également à la main, mais seule la région palmaire ne renferme ni glandes sébacées, ni poils. Néanmoins la sueur et les glandes sudoripares qui sont très abondantes à cet endroit, contiennent une certaine proportion de corps gras

L'épiderme, fin, délicat, d'une prolifération continuelle, offre une desquamation intense et s'effrite au moindre frottement. Il est d'autant plus épais, ainsi que la couche dermique elle-même, qu'il est soumis à une action extérieure plus forte et plus souvent répétée. L'épiderme est le siège de végétations particulières destinées à produire des organes plus ou moins permanents : ce sont les *poils* et les *ongles*. Tandis que la paume de la main et la face palmaire des doigts est complètement glabre, la face dorsale de la main et des doigts offre un système pileux plus ou moins abondant selon les sujets ; il est toutefois de beaucoup inférieur, quant à la quantité et au développement à celui des autres poils qui se rencontrent sur les autres parties du corps ; ces poils sont plus fins, plus soyeux, moins cassants, plus espacés et moins colorés que leurs congénères. Les ongles sont des lames cornées, formées par l'épiderme condensé, épaissi et modifié, tirant leur origine et leur nutrition du derme lui-même, qui recouvrent les trois quarts inférieurs de la face dorsale de la dernière phalange, dite phalange *unguéale*. Organe de protection et de défense naturelle chez un grand nombre d'animaux, l'ongle chez l'homme actuel n'est qu'à l'état de vestige; il est pour lui plutôt un ornement qu'un instrument de protection et son développement intégral comme aux temps passés ne pourrait que nuire à la perfection du tact chez l'homme civilisé. Sa surface extérieure plate ou arrondie, lisse, polie ou striée et rugueuse, brillante ou terne, diaphane ou opaque, emprunte sa coloration d'un rose pâle au derme sous-jacent grâce à sa minceur et à sa transparence; sa portion libre est d'un blanc grisâtre et, au niveau de sa racine, elle prend une teinte opaline; cette dernière coloration occupe un petit espace plus ou moins régulier connu sous le nom de *lunule*. Dégagé de ses adhérences, l'ongle revêt la figure d'une lame quadrilatère, allongée, blanche, transparente, élastique, à bords minces et tranchants; on lui distingue une extrémité libre, une racine et un corps. L'extrémité libre n'offre rien de particulier; par sa croissance ininterrompue elle tendrait à se recourber en griffe sous la pulpe des doigts; sa racine est enchassée dans un repli cutané, nommé *matrice unguéale*; molle, flexible, plus mince que le corps, cette racine diminue d'épaisseur à mesure que l'on se rapproche de son bord postérieur qui est finement et irrégulièrement dentelé. Le corps de l'ongle est strié longitudinalement à sa surface convexe; il adhère fortement par sa surface concave au derme sous-jacent et est criblé de petites dépressions correspondant aux saillies des papilles sous-unguéales. Son épaisseur varie, elle est surtout moins accentuée au niveau de la région lunulaire; elle est plus considérable chez l'homme que chez la femme; elle est de 0,384 chez le premier et de 0,345 seulement chez la deuxième. Les ongles sont également plus petits chez la femme que chez l'homme; très minces chez l'enfant, ils atteignent parfois des dimensions considérables chez les vieillards ainsi qu'une épaisseur remarquable. Les ongles sont d'autant plus parfaits que les doigts eux-mêmes sont mieux conformés; c'est-à-dire, allongés, effilés à leur extrémité libre et sans nodosités; aux doigts courts, épais, spatulés appartiennent les ongles plats, larges ou bombés d'une façon exagérée, carrés ou plus larges que longs. L'état social des individus influe d'une manière particulière et spéciale sur la forme et la texture des ongles; il agit d'ailleurs d'une façon identique sur les doigts et sur la main elle-même; les travaux manuels durs et pénibles, les contusions répétées, certaines professions impriment aux ongles une consistance épaisse, dure, cassante, rugueuse, déchiquetée; cette dernière malformation, que présentent si souvent les enfants qui ont la mauvaise habitude de se ronger les ongles, persiste souvent pendant une longue partie de la vie et peut donner lieu à des affections unguéales spéciales.

Enfin, les ongles varient encore suivant les différentes races humaines comme forme et comme texture. C'est la coloration qui est la modification la plus constante, la plus caractéristique et chez les nègres une couleur bleuâtre, plus ou moins foncée, remplace la teinte rose que l'on rencontre ailleurs ; cette coloration persiste même après le croisement des nègres avec des blancs ; quelques autres races ont une coloration jaunâtre naturelle de leurs ongles, et il est à rappeler que certaines peuplades ont recours à des produits végétaux ou minéraux pour teindre artificiellement leurs extrémités unguéales des mains et des pieds.

Chez l'homme actuel, l'ongle n'est qu'un organe accessoire ; autrefois c'était un organe de défense ; ces productions épidermiques concourent néanmoins à la perfection du tact en fournissant un point d'appui à la pulpe des doigts et servant de protection aux chocs et aux violences extérieures qui pourraient altérer l'intégrité des extrémités des dernières phalanges ; ce n'est qu'exceptionnellement qu'ils peuvent servir comme moyen de défense ou d'attaque. Abandonné librement à lui-même, si des causes destructrices ne viennent pas en arrêter la croissance, l'ongle atteint des longueurs considérables, plus grandes que les doigts eux-mêmes ; coupé régulièrement, il peut croître de 0,001 par semaine ; certains peuples, et en particulier quelques Chinois de haut rang, ont un point d'honneur de laisser pousser leurs ongles indéfiniment ; dans quelques cas ils sont arrivés à avoir près de 30 centimètres de long ! L'ongle ne croît pas très sensiblement en épaisseur, à moins d'état morbide de sa matrice. Cette croissance est d'ailleurs soumise aux conditions générales qui règlent la nutrition de tous les tissus ; aussi, à l'état pathologique, éprouve-t-il des ralentissements ou des accélérations qui se traduisent à l'extérieur par des irrégularités de la surface libre et que l'on a souvent utilisées pour la connaissance de certaines maladies.

Telles sont les données anatomiques et physiologiques succinctes qu'il était utile de rappeler avant d'aborder l'étude des affections qui peuvent atteindre les mains, et avant de montrer comment on peut et comment on doit les en défendre.

II

Avec d'aussi multiples fonctions et d'aussi nombreux usages, étant donné la fragilité et la délicatesse de cet organe, on peut prévoir que la main sera l'objet d'affections pathologiques diverses, soit directement, soit indirectement provoquées.

Les affections pathologiques qui peuvent avoir pour siège la main et les doigts sont nombreuses, mais, comme bien d'autres maladies, elles seraient évitables et surtout on ne les rencontrerait pas avec autant de fréquence, si on prenait les mesures réclamées par la simple prudence d'abord, par une hygiène raisonnée et constante, ensuite, et, en tout temps, par le bon sens. On sait aujourd'hui d'une manière irréfutable qu'un grand nombre de maladies sont occasionnées par l'introduction dans l'organisme de différents microbes pathogènes. Or, ce que l'on fait pour défendre l'organisme en général, on devrait le faire d'une façon identique pour la main ; autant, sinon plus que le corps entier, cette main se trouve exposée à chaque instant à des contagions médiates ou immédiates, à des contacts malsains, à des contaminations, à des souillures, à des attouchements dangereux ; à chaque instant elle se trouve exposée à des morsures, à des piqûres, à des égratignures, à des érosions, à des déchirures ou à des blessures occasionnées par des insectes venimeux, par des échardes infectées ou par des produits virulents.

Soumise à l'action directe d'outils lourds, rugueux ou raboteux, aux pressions continues des instruments de travail, aux contusions provoquées par des objets durs, râpeux, tranchants ou contondants, aux aspérités des machines industrielles ou agricoles, aux innombrables engins de labeur parsemés d'inégalités tranchantes, aiguës ou piquantes, se trouvant à tout moment à la portée de l'ouvrier, cette main est perpétuellement en danger, mise au devant de tous les obstacles qui peuvent nuire ou embarrasser, opposée à tous les chocs extérieurs qui menacent l'homme; instrument instinctif de parade et de riposte, de protection ou de défense, la main est de tous les organes celui qui se trouve le plus exposé aux traumatismes, aux blessures et aux accidents de tout ordre et qui offre le champ d'activité le plus important à l'art chirurgical.

A côté de ces multiples causes extérieures qui peuvent venir troubler l'intégrité de la main, d'autres causes d'origine interne et indirecte, peuvent produire d'autres affections aussi nombreuses que variées. Les maladies les plus diverses peuvent se rencontrer aux mains ; les affections parasitaires et cutanées, les tumeurs malignes ou bénignes, les maladies locales ou générales avec localisations spéciales sur l'extrémité du membre thoracique, les maladies dues aux troubles de l'innervation, de la motilité ou de la sensibilité, les arrêts de développement, les malformations congénitales, les déformations diathésiques ou pathologiques sont chaque jour observées dans toutes les classes de la société et donnent à l'art médical une étendue considérable dans le domaine nosologique de la main et des doigts.

C'est en observant cette distinction en maladies de causes externes ou *chirurgicales*, et en maladies de causes internes, ou *médicales*, en conservant pour un chapitre spécial les *affections propres aux ongles*, que nous allons rapidement passer en revue les différents troubles pathologiques qui peuvent nuire à l'intégrité de la main, en exposer brièvement les symptômes et la marche et leur opposer *les moyens de défense pratique et rationnelle* qui s'y rattachent.

1° *Fractures*.

Les fractures qui peuvent avoir pour siège les os du *carpe*, sont d'une rareté exceptionnelle. La petitesse de ces os, leur disposition et leur agencement, sont une sauvegarde pour le poignet ; la force des traumatismes se décompose contre ce masif osseux, elle s'annihile pour ainsi dire et, de ce fait, le carpe offre une résistance considérable aux chocs et aux contusions. Dans la plupart des cas, ces fractures, quand elles existent, peuvent passer inaperçues tant sont obscurs les signes de solution de continuité ; mais on ne doit pas oublier qu'un choc direct, telle qu'une chute sur la main (la main fortement infléchie), tel qu'un objet lourd tombant sur le poignet (la main étendue) peuvent provoquer cette lésion. La crépitation, très difficile à percevoir, est le signe certain de cette fracture qui se consolide d'elle-même en peu de temps. grâce à l'immobilité des os voisins qui servent de supports et de maintiens naturels. Néanmoins, les personnes exposées par leur métier à recevoir des chocs répétés sur le poignet, feront bien, pour éviter tout accident possible. de porter un bracelet de flanelle enroulé autour de l'articulation. maintenu solidement lui-même par un large bracelet de cuir. Cette *gaine protectrice* agira efficacement sur le poignet d'abord et évitera les traumatismes sur l'extrémité inférieure des os de l'avant-bras, plus fragiles que ceux du carpe.

Les os du *métacarpe* sont également assez rarement l'objet d'une fracture directe ; cette fracture existe presque constamment en même temps que des plaies contuses, des déchirements, des écrasements ou des lésions multiples siégeant au dos ou à la paume de la main. Malgré les blessures innombrables qui peuvent à chaque instant atteindre la main, il est étonnant de voir qu'elle échappe à ces fractures directes avec autant de fréquence et de facilité ; malgré cela. il est probable que ces fractures sont moins rares qu'on le pense. elles doivent, le plus souvent. passer inaperçues. d'où leur rareté apparente. En tous cas, quand il existe une fracture isolée d'un métacarpien. ce sont les 2e, 3e et 4e métacarpiens qui sont les plus fréquemment lésés. surtout le 4e ; ce sont eux qui. par leur structure, par leur situation et leur longueur. offrent le plus de surface aux chocs directs des corps contondants, aux contusions. aux coups, aux chocs et autres causes fracturantes. Les hommes sont naturellement plus souvent atteints que les femmes, et l'âge adulte est celui qui offre le plus de fréquence à ces accidents.

La fracture d'un os du métacarpe se décèle par la douleur fixée au niveau de l'os cassé, par la crépitation au même point, par la mobilité anormale de l'extrémité inférieure du métacarpien, par sa déformation qui offre une saillie osseuse plus ou moins accentuée ; il existe un certain engourdissement de la main, une certaine difficulté pour remuer les doigts, celui surtout qui correspond au métacarpien fracturé ; le doigt est quelquefois replié sous la paume de la main. Dans bien des cas on peut confondre une fracture avec une forte contusion ; s'il n'y a qu'une simple contusion, au bout de quelques jours tous les symptômes disparaissent ; si, au contraire, la fracture existe ces symptômes, surtout la douleur, la crépitation et la mobilité anormale persistent et ne s'amendent pas. La consolidation a lieu au bout d'une trentaine de jours.

Dès que la fracture est constatée, des compresses d'eau blanche, d'eau sédative ou d'eau alcoolisée, froide ou glacée, seront appliquées au dos et à la paume de la main ; la main sera portée en écharpe et restera au repos absolu. Le lendemain de l'accident, après avoir refoulé et mis en place la saillie osseuse (si elle existe) en exerçant une légère pression à sa surface et en tirant doucement sur le doigt correspondant au métacarpe fracturé, on appliquera sur les deux faces de la main une épaisse couche de ouate maintenue en place avec une bande imbibée de silicate de potasse ; les doigts resteront libres. La main pourra être portée en écharpe pendant une quinzaine de jours et, pendant ce laps de temps, on aura soin de faire mouvoir les doigts pour éviter toute ankylose possible ou toute raideur ultérieure dans ces jointures. S'il était impossible de réduire cette fracture et, si un chevauchement existait malgré la compression ouatée, c'est à l'art chirurgical qu'il faudrait avoir recours.

Les fractures directes multiples des métacarpiens sont beaucoup plus fréquentes et sont produites par des traumatismes graves, par des coups de feu, par des écrasements ou des broiements entraînant des lésions considérables nécessitant une intervention chirurgicale ; en attendant cette intervention qui devra avoir lieu le plus promptement possible, on aura soin de laver largement la plaie avec de l'eau bouillie, avec de l'eau phéniquée ou alcoolisée et de la protéger contre l'action de l'air par une couche de ouate, de coton hydrophile ou de linges très propres. En cas d'hémorragie abondante, on serrera l'avant-bras au moyen d'une bande ou d'un mouchoir roulé en cravate.

Les fractures indirectes du métacarpe sont dues à une flexion forcée de l'os lorsque le poing fermé vient buter contre un objet très résistant ; les causes fracturantes indirectes peuvent encore agir soit en exagérant la courbure antérieure du métacarpe, soit en l'infléchissant en arrière, soit en combinant la traction d'un métacarpien avec un mouvement de rotation ou de torsion ; dans ces accidents, les fractures sont souvent difficiles à reconnaître. Ces fractures qui peuvent se montrer sans déplacement, sans chevauchement et sans saillie osseuse marquée, seront traitées de la même façon que les fractures isolées des métacarpiens ; ici comme là, les ligaments, les muscles interosseux aident à former un appareil de contention naturel ; une bande silicatée en formera le pansement accessoire et un mois de repos suffira pour la consolidation.

Le bracelet et la gaine de cuir, utiles pour protéger le poignet, peuvent être également employés avec avantage pour défendre le métacarpe. Une gaine de cuir formant une espèce de gant sans doigtier, reposant sur une bande de toile, de flanelle ou de ouate enroulée autour de la main, peut servir d'instrument, de protection efficace contre les chocs et les traumatismes dont sont victimes les ouvriers exposés à certains travaux ; dans quelques cas, une couche de métal peut recouvrir la région dorsale ou palmaire de cette gaine et offrir ainsi un supplément de protection.

Malgré les nombreux accidents dont les doigts peuvent devenir le siège, grâce à leur mobilité et à leur petit volume, les phalanges échappent souvent aux fractures. Ces fractures sont rares, plus rares même que celles des métacarpiens, mais cette variété ne s'applique qu'aux cas de traumatisme simple. Les plaies contuses, les grands délabrements, les déchirements, les écrasements, les broiements sont au contraire les causes journalières des fractures multiples. Comme pour les autres fractures de la main, les causes directes ou indirectes agissent sur les phalanges pour provoquer leurs fractures ; coups ou chocs, torsion ou extension exagérée, flexion ou incurvation extrême, ce sont les plus fréquents motifs ; les hommes et l'âge adulte sont les plus éprouvés, et, par ordre de fréquence, on a remarqué que ce sont l'annulaire, le pouce, l'index, le médius et l'auriculaire qui sont le plus souvent atteints; une ou deux phalanges d'un même doigt ou de doigts différents peuvent être simultanément fracturées et parfois, dans des accidents graves, toutes ou presque toutes les phalanges peuvent être broyées. Par ordre de fréquence, c'est la première phalange qui est le plus souvent lésée ; vient en second lieu la deuxième et enfin la dernière.

Les tendons des extenseurs et des fléchisseurs des doigts, les muscles et les ligaments formant une gaine protectrice aux phalanges, en cas de fracture les déplacements sont rares ; cependant, dans différentes circonstances, surtout d'après la cause de la solution de continuité, ces déplacements existent et sont très visibles ; la douleur, la crépitation et surtout la mobilité anormale et exagérée décèlent la fracture.

Lorsqu'il existe une plaie, avant d'immobiliser les fragments brisés, on devra faire un lavage large et abondant ; ceci fait, dans un morceau de carton dur, cintré, dans une tige de roseau fendue longitudinalement ou dans la moitié d'un petit cylindre métallique on place le doigt en ayant soin que les fragments soient dans une situation de coaptation parfaite ; le doigt, à demi-fléchi, sera maintenu dans ce léger appareil au moyen d'une petite bandelette, silicatée ou non, pendant trois semaines ; si ce laps de temps était dépassé, on risquerait d'occasionner des douleurs dans les articulations. Dans bien des cas, surtout quand les fragments sont fracturés en présentant à leur surface des dents de scie, une simple bandelette de diachylon suffit à la consolidation de la fracture ; lorsque les fractures sont multiples, à chaque phalange on appliquera un appareil semblable, en maintenant la main en écharpe ; si les plaies sont profondes, avant d'avoir recours à l'immobilisation, on attendra qu'elles soient cicatrisées ou sur une face du doigt, si cela est possible, on ménagera une ouverture dans l'appareil pour surveiller l'évolution de la plaie ; une immobilité relative suffira dans ce cas pour assurer la guérison.

2° *Luxations.*

Les luxations simples du carpe et du métacarpe sont encore bien plus rares que leurs fractures. Par suite de la disposition de sa charpente anatomique, ce massif osseux est difficile à léser, c'est une articulation des plus résistantes, et quand une violence extérieure vient à se produire contre elle, ce choc doit être tel qu'il la brise plutôt qu'il ne parvient à la luxer ; dans ce cas, le traumatisme provoque des désordres tellement importants que la luxation peut être considérée comme secondaire.

Comme pour les fractures, les luxations du carpe et du métacarpe sont produites par des causes directes ou indirectes. Longtemps confondue avec la luxation de l'extrémité inférieure du radius et du cubitus, la luxation du carpe peut s'effectuer en arrière ou en avant ;

la luxation en *arrière* est la plus fréquente ; elle est produite par un renversement forcé de la main en arrière ; les gaines fibreuses et les tendons des extenseurs sont déchirés, les tendons eux-mêmes sont parfois arrachés de ces gaînes, et les os de l'avant-bras chevauchent sur le carpe en formant une saillie considérable ; il existe également une forte saillie au dessus de la paume de la main. Dans la luxation du poignet en *avant*, le carpe se place en avant de l'extrémité inférieure des os de l'avant-bras et forme une saillie arrondie à la face antérieure du poignet. Les chutes sur la main, les mouvements forcés d'extension, ou de torsion, les chocs violents (la main étant fermée) sont les causes de ces luxations. Une fracture des os de l'avantbras, à leur extrémité inférieure, peut coïncider et rendre le diagnostic difficile.

Quand une luxation du carpe se produit, il faut placer des compresses d'eau froide autour du poignet, porter la main en écharpe et avoir immédiatement recours à un homme de l'art.

Grâce à la solidité de leurs attaches fibreuses et à leur soutien mutuel, les luxations des quatre derniers métacarpiens sont rares ; elles sont produites, le plus souvent, par des chocs directs et se font surtout en arrière. Il n'en est pas de même avec le *premier métacarpien* ; cette luxation est des plus communes, surtout celle de l'extrémité supérieure, grâce à la mobilité de son articulation avec l'os trapèze. Les causes de ces luxations sont tantôt directes, tantôt indirectes et ne produisent le déplacement de la tête du premier métacarpien qu'en avant et en arrière, complètement ou incomplètement. Les traumatismes directs provoqués par des objets durs et résistants font sortir l'extrémité supérieure du métacarpien de sa cavité articulaire ; les causes indirectes agissent en produisant une flexion avec adduction forcée ou une extension avec abduction du premier métacarpien. Le déchirement des ligaments, le gonflement et l'inflammation qui accompagnent cette luxation rendent parfois la réduction très difficile.

A l'exception de celle du pouce, la luxation des *phalanges* est rare ; cette rareté tient sans doute à la mobilité et à la brièveté des os des doigts qui ont la facilité de se dérober aux influences des traumatismes, des contusions directes ou indirectes et autres actions vulnérantes. Dans les cas de chocs directs ou indirects, les phalanges semblent s'effacer, elles se replient dans la paume de la main et échappent à l'objet contondant ; dans les cas de chute sur la main, de coup de poing, de torsion extrême, c'est le plus souvent l'extrémité inférieure de l'avant-bras qui est atteinte, luxée ou fracturée. Si les doigts se défendent eux-mêmes, il n'en est pas ainsi du *pouce* qui est sujet à de fréquentes luxations. C'est surtout sa luxation en arrière qui est la plus usuelle. Ces causes de luxation les plus courantes sont les chutes sur la main dans laquelle le pouce est violemment renversé et chassé en arrière ; le traumatisme direct, qui agit dans le même sens ; le poids d'un objet lourd à soulever ; l'écartement exagéré, la torsion, etc., etc., par suite d'une attitude spéciale des ligaments, les luxations *volontaires* et fréquemment répétées se rencontrent chez certains individus, et la réduction s'effectue également à volonté et instantanément. Les luxations peuvent être complètes ou incomplètes, et présentent parfois de grandes difficultés pour être réduites. La luxation en avant est extrèmement rare ; elle peut occasionner des déplacements des tendons, des extenseurs en dehors ou en dedans avec ruptures des ligaments latéraux. Dans la luxation en *arrière*, on rencontre à la surface palmaire une tumeur produite par la saillie de la tête du premier métacarpien et à la face dorsale une tumeur formée par la base de la première phalange ; le pouce est raccourci, la première phalange est renversée en arrière et les mouvements volontaires sont limités. Dans la luxation en *avant*, on trouve une tumeur palmaire et dorsale, les mouvements spontanés sont impossibles, la rotation du pouce en dehors est peu prononcée. Dans les deux cas, dès que l'accident est produit, il est bon, en attendant la réduction que l'on devra faire exécuter le plus rapidement possible, de tenir la main en écharpe, dans une position horizontale, et d'éviter tout tiraillement inutile et imprudent.

D'une façon générale, pour prévenir ces fractures et ces luxations, il est utile de porter ou de faire porter aux individus susceptibles d'être blessés dans leur travail des *doigtiers* de cuir, souple quoique résistant, épais, protégeant les deux premières phalanges et le pouce tout entier. Si un doigt seulement est exposé aux traumatismes ou aux accidents, ce doigt peut être garni seul de son appareil protecteur et on peut laisser les autres doigts en liberté. Néanmoins, il est plus prudent de garnir la main entière avec une gaine de cuir nu ou recouvert de plaques métalliques, immobiles ou articulées, précautions qui souvent peuvent éviter de fâcheux accidents. Lorsque une luxation ou une fracture vient à se produire, ainsi que pour les entorses dont il va être question, il est de toute urgence de placer la main dans une position commode, élevée, appuyée contre la poitrine et suspendue par une écharpe ou un support de toile ; dans les cas graves on se couchera immédiatement, en ayant soin de couper tous les vêtements qui entourent le bras, plutôt que de déshabiller le membre, ce qui, très souvent, serait une cause de tiraillements et de souffrances inutiles ; toujours on devra avoir recours, le plus promptement possible à un *médecin* et non à un *rebouteur* ou un *empirique* quelconque qui fera plus de mal que de bien. Si une plaie sanglante, comme cela arrive journellement, existait en même temps que la fracture ou la luxation, on devra tout d'abord laver largement cette plaie avec de l'eau phéniquée ou avec de l'eau bouillie additionnée d'alcool ; on pourra, au besoin, faire sur cette plaie une irrigation prolongée et, en attendant le médecin, garnir toute la main d'une couche épaisse de ouate ou de linges propres ; si le sang venait en abondance, il sera nécessaire de poser une ligature sur l'avant-bras, au moyen d'une bande serrée ou d'un mouchoir roulé autour de ce membre.

3° *Entorses.*

Les entorses reconnaissent pour cause une violence extérieure qui a forcé les mouvements de l'articulation ou leur a imprimé une fausse direction ; elles sont la conséquence des tiraillements que des mouvements violents ou faux ont produits sur les ligaments et autres parties d'une articulation, lorsque ces tiraillements ont eu pour résultat l'allongement de ces parties naturellement peu extensibles et leur déchirure complète ou incomplète. Les entorses peuvent être plus ou moins graves ; dans une simple contracture énergique des muscles il peut se produire un léger froissement tendineux avec éraillement plus ou moins intense des tendons et dés gaines et un repos de quelques heures, avec de légères frictions avec de l'huile camphrée ou laudanisée, a raison de cet accident. Il n'en est pas de même quand à la suite d'une chute sur la paume ou le dos de la main le poids du corps et le plan de résistance provoquant un fort traumatisme. les ligaments péri-articulaires, les tendons musculaires, les muscles et même les os et les surfaces articulaires sont tiraillés, déchirés, détachés plus ou moins profondément sans toutefois qu'il existe un déplacement permanent (luxation) des surfaces articulaires ni solution de continuité (fracture) des os, ni déchirure cutanée. L'entorse se caractérise donc par l'arrachement, la déchirure, le déplacement des ligaments et sa gravité sera d'autant plus grande que les déchirures ou les ruptures seront plus étendues. Lorsque l'entorse est légère, que le gonflement est peu marqué, la douleur peu aiguë et les mouvements peu exagérés dans leur étendue, c'est que le tiraillement n'a pas été excessif et qu'il n'existe que peu ou pas de déchirement ligamenteux ; après un repos de quelques jours, la douleur diminue, l'ecchymose disparaît, les mouvements s'effectuent plus librement, le gonflement rétrograde et la guérison ne tarde pas à se manifester complètement. Dans ce cas, telles les entorses légères des doigts, les foulures du pouce ou du poignet, quelques compresses d'eau blanche ou d'alcool camphré, avec un léger massage journalier, et le repos absolu, suffisent. Mais quand l'entorse est plus accentuée, quand les ligaments sont rompus, déchirés ou déchiquetés par suite de la violence de l'effort, les accidents sont plus marqués et des complications peuvent survenir.

Dans ces derniers cas, pour éviter toute aggravation ultérieure possible, le repos absolu de la main s'impose même quand une phalange seule est lésée ou un seul métacarpien atteint. On portera la main en écharpe, dans une portion assez élevée et on appliquera sur la surface articulaire lésée des compresses largement imbibées d'eau froide ou glacée, d'eau sédative, d'eau blanche, d'eau alcoolisée ou additionnée de teinture d'arnica ; avec le repos absolu, ce traitement suffit pour prévenir les accidents inflammatoires ou douloureux dans les entorses qui ne sont pas très violentes ; mais si les délabrements sont plus intenses, si les lésions sont plus considérables, si le gonflement apparaît rapidement avec un épanchement sanguin abondant, il faut avoir recours à des soins plus énergiques. Le repos absolu de l'articulation malade et de la main entière, des saignées locales aussi abondantes et aussi répétées qu'il est nécessaire, des onctions avec des pommades ou des liniments narcotiques ou antiphlogistiques seront avantageusement employés, calmeront la douleur et amenderont en peu de temps l'acuité de l'entorse ; une fois cette période aiguë passée, on aura recours aux résolutifs, aux révulsifs et surtout aux massages journaliers. Insensiblement on reviendra à faire exécuter des mouvements partiels, de plus en plus étendus chaque jour, de façon à éviter une raideur ou une ankylose ultérieure ; en cas d'empâtement articulaire ou de douleurs constantes, on obtiendra de bons résultats en employant les bains locaux, les douches partielles avec des eaux alcalines ou sulfureuses ; si une arthrite ou une irritation articulaire se montrait, des applications d'alcool camphré fort, de teinture d'iode, de mouches vésicantes ou de pointes de feu soulageront l'articulation et finiront par la guérir. Le repos devra toujours être observé tant que la douleur persistera pour éviter tout retour vers l'inflammation qui, à la longue, pourrait amener des abcès, du ramollissement des cartilages ou la carie des os. Le retour vers l'intégrité absolue est parfois long à se produire, il arrive même que des déformations persistent, malgré tous les soins appropriés, surtout quand le blessé est dans un état de santé générale plus ou moins bon et la largeur de certaines entorses fait valoir la véracité de certain dicton populaire : Mieux vaut fracture que foulure !

3

Aussi pour éviter toute entorse possible chez les ouvriers adonnés spécialement aux travaux dans lesquelles les foulures plus ou moins graves peuvent se présenter, il est utile de se munir, comme pour les luxations et les fractures, de la gaine de cuir plus ou moins serrée, de doigtiers analogues ou de gantelets partiels comme moyen de protection et de défense.

4° *Plaies et contusions.*

Les plaies et les contusions de la main sont d'une fréquence banale et, selon la nature de l'objet ou de l'instrument contondant, tranchant, piquant ou lacérant, ces plaies ou ces contusions peuvent être plus ou moins graves, plus ou moins étendues et plus ou moins dangereuses. Très souvent, au moment d'une fracture des os du métacarpe ou des phalanges, des plaies peuvent se produire ; l'os brisé peut perforer la chair musculaire, des esquilles peuvent traverser la peau et les muscles, intéresser les tendons et les ligaments et venir, par ce fait, aggraver l'état de la main, état qui nécessite d'urgence l'intervention d'un médecin. D'une façon générale, les plaies peuvent être provoquées : 1° par des *instruments tranchants*, compliquées très souvent d'hémorragies abondantes et d'écartement des lèvres de la plaie ; celles qui sont faites par des instruments qui coupent en déchirant, tels que du verre, des dents de scie, des arrêtes métalliques, etc., sont plus graves et guérissent moins rapidement ; de plus, elles ont des tendances à suppurer facilement ; 2° par des *instruments piquants*. Dans ce cas, la plaie, quelque légère qu'elle soit, ouvre toujours quelques petits vaisseaux sanguins et peut donner issue à une petite quantité de sang plus ou moins abondante ; il peut arriver aussi que la pointe de l'instrument se casse et reste engagée dans le fond de la plaie, complication fréquente qui donne lieu à des accidents inflammatoires suivis de suppuration, quand ce corps étranger n'est pas enlevé. Des corps aigus, des fragments d'aiguilles, des morceaux d'os, des arrêtes, des éclats de verre peuvent aussi s'introduire sous la peau, rester encastrés dans les muscles et séjourner dans les tissus sans provoquer d'autre gêne que celle de leur seule présence. Parfois ces aiguilles ou ces fragments durs et acérés accomplissent des voyages à des distances assez grandes, viennent après un laps de temps plus ou moins long faire saillie sous un endroit quelconque de la peau et sortir sans manifester aucun phénomène accidentel ou bien s'égarer et se perdre dans la profondeur des organes ; dans ces derniers cas, ils peuvent produire parfois des désordres graves. Les *piqûres* si nombreuses et si fréquentes aux doigts sont souvent cause de panaris, d'inflammations plus ou moins dangereuses ou même le point de départ de phlegmons superficiels ou profonds ; 3° par des *instruments contondants* et dans ce cas les plaies contuses offrent d'abord un phénomène particulier, celui de la *contusion*, de l'ecchymose, du traumatisme ; l'instrument qui a souvent déchiré la peau, l'a décollée, a meurtri

les parties sous-jacentes dans une profondeur et sur
une étendûe en rapport avec sa masse et sa force
d'impulsion ; il peut y avoir désorganisation de la
peau, des muscles, des os et ces plaies, plus graves
que les précédentes, peuvent parfois se compliquer
d'inflammation, de suppuration, de gangrène ou de
vastes abcès ; 4° par *armes à feu*. Ces plaies peuvent
être produites par des balles, des plombs, des biscaïens,
des éclats de bombes, de pierres, de fonte, etc., ou par
l'explosion d'une arme entre les mains. Si le corps vulnérant arrive au bout de sa course, il n'y a que contusion sans déchirure, avec des désordres plus ou moins
accentués ; si l'objet vulnérant évolue dans sa trajec-
toire avec encore une certaine impulsion, le projectile
peut ne faire qu'une ouverture et rester dans un cul-
de-sac au milieu des tissus ; l'extraction est plus ou
moins aisée et on doit avoir immédiatement recours à
un médecin car il peut y avoir fracture des os et délabrement des parties molles ; le plus souvent il existe
deux ouvertures, celle d'entrée plus étroite et contuse,
celle de sortie d'autant plus considérable que la vitesse
aura été plus grande ; à la main ces plaies sont toujours
accompagnées de désordres plus ou moins graves qui
nécessitent des soins spéciaux ; 5° par *arrachement*.
Les doigts et particulièrement les dernières phalanges
ainsi que les tissus musculocutanés des bords de la
main peuvent être arrachés ; ces plaies sont très irrégulières, ce qui tient au degré de résistance de chaque
tissu déchiré, et ne se compliquent pas immédiatement
de douleurs violentes ou d'hémorragies ; ce dernier

phénomène tient à ce que la tunique externe des artères, plus résistante, se rompt la dernière, s'allonge, se tord sur elle-même et forme une espèce de bouchon oblitérant la lumière du vaisseau atteint ; 6° par *morsure*. Ces plaies seront examinées plus loin.

On voit, par ce qui précède, combien peuvent être variées ces plaies des mains et combien peuvent être nombreux les accidents qui intéressent ces organes ; néanmoins, malgré souvent leur apparence de gravité, elles ne sont pas toujours très dangereuses.

Les plaies contuses, les coupures, les excoriations superficielles, les piqûres et autres déchirures cutanées peu profondes se guérissent presque toutes très rapidement et de légers soins suffisent. Quand l'épiderme et les couches sous-jacentes sont indemnes, les contusions seront traitées par l'application de compresses imbibées d'eau froide, d'eau salée, d'alcoolat de Fioraventi, de teinture d'arnica ou d'alcool, d'huile laudanisée ou autres liniments calmants. Selon l'étendue et la localisation de la contusion, l'ecchymose et le gonflement seront plus ou moins intenses, la douleur plus ou moins vive et persistante, mais, à quelque exception près, avec ce simple traitement, en quelques jours, la guérison s'effectue.

Quand il existe une plaie sanglante, étendue, profonde, intéressant la face palmaire ou dorsale de la main, contenant dans son intérieur des débris de sable, de poussières de terre, de bois ou autres détritus étrangers parfois septiques ou virulents, introduits dans la plaie en même temps que le corps vulnérant, il est de toute nécessité de laver d'abord à grande eau cette plaie ; lors même que cette plaie est légère, qu'elle ne doive en rien troubler ultérieurement l'intégrité fonctionnelle de la main ou des doigts, ce lavage s'impose car les corps étrangers qu'elle peut contenir, seraient à eux seuls une source d'infection et de suppuration. Aussi, pour éviter tout accident possible, dû à la présence de ces détritus ou de ces germes parfois septiques déposés par l'instrument vulnérant, il faut avoir soin de laver et de déterger largement cette plaie et cela immédiatement après la blessure, avec de l'eau contenant de l'acide phénique, du sublimé, du laurénol, du salol, de l'alcool, du crézyl ou tout autre liquide antiseptique ; si l'on ne peut avoir séance tenante de liquide antiseptique, l'eau bouillie et largement alcoolisée suffira en attendant une désinfection réelle. Quand l'hémorragie n'est pas très abondante, quand aucune artère importante n'est tranchée, on peut laisser saigner la plaie ; si au contraire, une artère donne issue à une forte quantité de sang, sang rouge et sortant de la plaie par jet régulier et isochrone, pour éviter toute déperdition sanguine pouvant provoquer une syncope, il sera nécessaire de faire sur l'avant-bras une compression circulaire avec un mouchoir roulé, avec une cravate, une jarretière élastique, une bretelle ou tout autre objet à la portée susceptible de former une anse assez serrée pour atténuer ou arrêter l'hémorragie ; souvent même, chez certains sujets impressionnables, la vue du sang provoquera une syncope qui suffira pour arrêter ce flux hémorragique. En attendant les soins médicaux (si l'importance de la plaie, des lésions ou de l'hémorragie les nécessite), après avoir lavé abondamment et soigneusement la plaie, on la soustraira à l'influence des agents extérieurs au moyen d'une plaquette de ouate, ou de linges propres imbibés de liquides antiseptiques. On aura soin, avant d'appliquer ce pansement, de rapprocher autant que possible, les lambeaux de la plaie, de les maintenir juxtaposés par des petites bandelettes de toile ou de taffetas gommé phéniqué ou iodoformé ; sur cette première assise, on placera d'autres compresses de linge ou de ouate, en faisant une légère compression, et le tout sera enveloppé par une bande de toile ou de gaze. Ces pansements, renouvelés matin et soir pendant les premiers jours, suffiront dans les cas ordinaires pour provoquer une cicatrisation rapide. D'ailleurs la main sera portée en écharpe, ne sera soumise à aucun mouvement exagéré et si la plaie avoisinait une articulation, on aurait recours à une immobilisation absolue ou relative. Dans le cas où la réunion des lambeaux se ferait attendre, si une suppuration existait et avait des tendances à persister, après les lavages quotidiens on pourrait saupoudrer la plaie tous les deux ou trois jours avec de la poudre d'iodoforme, de salol, de thymol, d'acide borique ou mieux, avec du bicarbonate de soude ; si les lambeaux et les bords de la plaie tendaient à s'écarter, on pourrait en effectuer le rapprochement en laissant couler du collodion sur ces bords libres en les tenant accolés au préalable.

Les plaies des doigts seront traitées de la même façon ; quand il existe un lambeau cutané détaché sur une assez grande étendue, comme cela arrive si fréquemment après les coupures longitudinales ou obliques, après le lavage on aura soin de réappliquer immédiatement le lambeau sur la surface dénudée et de l'y maintenir par une petite bandelette de toile ou de taffetas gommé. Si le sang s'écoule, on aura vite fait d'en arrêter le cours par une simple compression ; on ne devra pas appliquer de ligature trop serrée ou trop longtemps en place, à cause des accidents ultérieurs que cette pratique pourrait provoquer ; on ne devra jamais avoir recours non plus aux hémostatiques ridicules qui subsistent encore partout dans l'esprit du public, tels que le linge brûlé, les toiles d'araignées, ou la bourre de laine ; les toiles d'araignées sont chargées de poussières nocives et, quand elles proviennent d'écuries aux chevaux, elles sont d'un danger réel, car en les appliquant sur des plaies vives, on s'expose à contracter des affections tétaniques, mortelles presque toujours. Quand le lambeau de peau est complètement détaché on peut néanmoins tenter de le faire reprendre en le réappliquant comme il a été dit ci-dessus après l'avoir minutieusement lavé à l'*eau tiède*, et en le maintenant en place au moyen d'un pansement compressif au collodion ; dans certains cas, cette *greffe* peut donner de parfaits résultats ; seulement on aura soin de ne pas toucher au pansement de quelques jours pour laisser prendre les lambeaux ainsi greffés.

Ces lavages et ces pansements seront également suivis d'heureux résultats quand il s'agira de plaies occasionnées par un écrasement, par un arrachement ou un éclatement de la peau. Mais ici, comme pour les cas précédents, il faudra avoir soin de procéder à des lavages antiseptiques méticuleux afin de ne laisser dans la plaie aucune trace de corps étrangers. Lorsqu'il s'agira de plaies provoquées par des armes à feu, par des balles ou l'éclatement d'un fusil entre les mains, après les soins d'antisepsie immédiats il sera urgent de recourir aux soins médicaux à cause surtout de l'état de délabrement et de dilacération, d'arrachement des phalanges et d'écartement des métacarpes et autres lésions osseuses ou tendineuses, ou musculaires qui compliquent ces accidents.

Les ouvriers sujets par leurs travaux ou leurs occupations spéciales à être exposés aux blessures de la main ou des doigts doivent, autant que la compatibilité de leurs labeurs le permet, se garantir par des artifices particuliers. Le gantelet de cuir ou de métal, la gaine de flanelle ou de cuir protégeant le poignet et entourant le dos et la paume de la main ; le tampon ou la plaque de caoutchouc garnissant la paume de la main ou la face palmaire des doigts ; les doigtiers métalliques complets ou partiels défendant les phalanges contre les plaies ou les contusions occasionnées par des instruments tranchants ou piquants, le dé d'acier, les bagues, les anneaux, les fourreaux métalliques ou formés de matières durcies, sont autant de moyens de protection et de défense qui sont journellement utiles et dont l'usage devrait être *imposé* et *ré-pandu*. Dans les machines industrielles ou agricoles, dans les machines-outils qui à chaque instant menacent de broyer la main qui la sert, des filets métalliques protecteurs, des lacets ou des ressorts à boudin enrayant le libre mouvement de la main dans un certain périmètre, des entraves partielles ne permettant pas au bras de se porter dans une zone dangereuse, sont autant de moyens de sauvegarde pour éviter les accidents Ces objets de défense devraient être employés et expressément recommandés dans les ateliers; leur usage éviterait de nombreux accidents et de multiples mutilations.

5° *Corps étrangers.*

Les corps étrangers les plus divers, tels que petits éclats de verre, de métal ou de bois, tels qu'épingles ou aiguilles brisées, fragments d'os ou de pierre, épines, piquants, arrêtes, échardes ou détritus de toute nature qui peuvent s'implanter dans la peau de la main ou des doigts, sont par eux-mêmes d'une bénignité presque toujours complète, mais leur présence dans la plaie qu'ils forment, provoque le plus souvent des abcès, des panaris, des phlegmons ou des affections qui peuvent devenir parfois très graves. Dans la plupart des cas, ces corps étrangers sont septiques, ils sont chargés de germes sales, irritants et nocifs et cela suffit pour compliquer d'une façon fâcheuse les plaies qu'ils engendrent ou même pour créer, de ce fait, la septicémie et la suppuration.

Aussi est-il de toute nécessité de pratiquer l'extraction de ces corps étrangers le plus promptement possible. Quand l'extrémité de l'écharde, du fragment d'os ou de métal ou de bois fait issue en dehors de la plaie, avec les ongles et le doigt de la main valide, ou mieux avec une petite pince à mors effilé, on peut facilement effectuer son extraction, en ayant soin de tirer légèrement et en faisant ces tractions dans le sens de l'implantation du corps étranger. Si parfois une simple pression sur les bords de la piqûre suffit pour faire sortir cette écharde ou ce fragment, il n'en est pas toujours de même dans tous les cas, surtout quand il s'agit de certains éclats fragiles et ténus dont quelques bribes peuvent rester fixées dans la peau. Il faut alors avoir recours à une petite incision faite avec une lancette, une lame de canif ou une pointe d'acier effilée, piquante et solide que l'on aura soin de flamber au feu avant de s'en servir. Ce n'est pas sur l'extrémité extérieure du corps qu'il faut agir; en le pressant, en l'ébranlant, en essayant de l'atteindre, on aurait grande chance de le faire pénétrer plus avant; c'est en l'attaquant en dessous, ou sur les côtés, qu'il faut tâcher de le dégager, de l'avulser de la plaie et de le faire sortir. Quand le corps étranger est situé profondément, telle qu'une aiguille, une épine ou une tige de bois, il sera utile d'agrandir légèrement l'orifice de la plaie, de faire même une petite *incision crurale* afin de pouvoir saisir ce fragment et d'en procéder à l'extraction complète avec plus de certitude et de rapidité ; pour les objets de fer ou d'acier on pourra avoir recours à un aimant plus ou moins puissant qui permettra souvent à lui seul d'attirer le corps du délit; avec une petite boussole on s'assurera d'abord de la présence de cet objet dans la plaie et on saura grâce à elle, après l'extraction, si aucune parcelle métallique n'est restée dans la plaie.

Ces extractions de corps étrangers sont aisément facilitées par des froissements de la peau, par de petits mouvements alternatifs de latéralité ou d'exhaussement qui feront présenter l'extrémité libre du fragment en dehors de la plaie où on pourra la saisir plus efficacement.. On aura soin de faire ou de laisser saigner la plaie pendant un moment, de la laver ensuite largement avec une solution antiseptique et d'en faire l'occlusion soit avec une couche assez épaisse de collodion, soit avec du taffetas anglais iodoformé ou phéniqué, soit avec un petit pansement à la ouate et à la tarlatane au sublimé. Dans les cas où, les jours suivants, la plaie deviendrait douloureuse et présenterait une gouttelette de pus à son centre, c'est qu'une parcelle de corps étranger serait restée dans la plaie ; il faudra alors la rechercher avec soin, l'extraire si faire se peut et avoir recours à des lavages antiseptiques et souvent renouvelés. On agira de même si des traînées rougeâtres et douloureuses serpentaient sur l'avant-bras et le bras ; si des ganglions apparaissaient au creux axillaire, si le gonflement des doigts ou de la main se montrait, il serait nécessaire de consulter immédiatement un médecin.

La présence de ces corps étrangers aux phalanges ou à la main est parfois plus dangereuse qu'on ne le suppose ; par suite de la malpropreté de la surface cutanée ou du fragment lui-même, par suite de contacts sales, par suite de manque de précaution et d'hygiène, ces corps étrangers abandonnés dans la plaie et laissés sans soins appropriés sont le plus souvent le point de départ et l'origine, surtout aux doigts, d'abcès, de suppuration et de panaris. Aussi, pour éviter ces accidents, est-il prudent d'apporter un soin méticuleux aux objets que l'on touche ou aux instruments que l'on manie.

Quand on est exposé à être atteint par des épines, des ronces, des échardes ou autres menus objets durs, cassants, aigus et piquants, il est prudent de porter des gants ou des doigtiers ; des mesures de protection analogues devront être prises quand on travaille à des ouvrages dans lesquels les pointes, les dents, les scies, les aspérités fragiles et autres objets tranchants et acérés peuvent s'implanter et se briser dans la peau ; les mains durcies par le labeur et rendues coriaces et cornées de ce fait peuvent être atteintes elles aussi ; leur surface érodée ou éraillée par place, peut s'infiltrer de poussières métalliques, de détritus tombés de la meule ou du polissoir ; de fragments ténus détachés du tour ou de l'égrugeoir et causer de l'inflammation, souvent même de l'infection et de la suppuration. Dans ces conditions, il est prudent après l'ouvrage, de laver soigneusement les mains, les doigts, les poignets, surtout aux surfaces articulaires, au niveau des plis et des érosions avec de l'eau chaude, savonneuse et antiseptique ; avec une brosse on fera bien de frotter les endroits qui pourraient recéler des fragments de corps étrangers afin de les en détacher et d'éviter ainsi tout accident ultérieur possible.

6° *Morsures*.

La main de l'homme est exposée à être mordue soit par des animaux domestiques, soit par des animaux sauvages, soit enfin par l'homme lui-même. Cette morsure peut être simple ou compliquée ; dans le premier cas, elle est faite par un animal sain, non dangereux, ou qui ne possède au moment de l'accident aucun *virus* ou *venin* délétère ; dans le second cas, elle est produite par un *animal malade*, tel qu'un chien enragé ou par des animaux sains mais qui insinuent dans la plaie un *venin particulier*, telle la vipère. La plaie produite par la morsure diffère d'importance selon son siège ou son étendue ; elle dépend de la nature des parties intéressées, de l'état de fureur plus ou moins grande de l'animal, de l'état même de l'organisme du blessé, de l'intégrité plus ou moins parfaite de la main elle-même. Les morsures participent à la fois de la nature des plaies par instruments tranchants, piquants et contondants et de celles qui sont faites par déchirure. Étant donné le plan osseux partout résistant du carpe, du métacarpe et des phalanges, les morsures de la main sont généralement peu profondes ; néanmoins, aux bords radial et cubital de la main à la base de l'espace charnu situé entre le pouce et l'index, ces plaies peuvent être pénétrantes et transpercer de part en part ces régions. Les morsures du cheval sont fréquentes, elles sont aussi les plus graves, à cause surtout de la force de la compression qui existe entre la surface plane des dents et la main ; dans certains cas, les phalanges ou le métacarpe peuvent être broyés, lacérés et, même lorsque la morsure n'est que légère, il existe une contusion marquée, soit de la peau, soit des muscles, pouvant amener une gangrène partielle de ces éléments. Ensuite, par ordre de gravité, viennent les morsures de l'homme, du chien, du chat, du loup, du perroquet et des autres animaux ; par analogie, on peut placer à côté de celles-ci les plaies faites par les piqûres des abeilles, des guêpes, des frelons, des moustiques, etc.; ces piqûres peuvent occasionner parfois quelques accidents qui, du reste, se dissipent promptement en général, quand aucun germe virulent n'accompagne cette piqûre. Il n'est pas rare de rencontrer encore aux mains des piqûres faites par des insectes qui s'étaient reposés sur des matières animales en putréfaction ou sur des liquides virulents ou septiques et avaient déterminé des accidents charbonneux ou infectieux. C'est le cas de la *pustule maligne*.

Quand on vient d'être mordu par un animal domestique ou sauvage : chien, chat, singe, renard, loup, perroquet, homme, furet, blaireau, etc., en parfait état de santé, il faut avant tout laisser saigner la plaie abondamment, la laver avec de l'eau chaude phéniquée ou alcoolisée et, au besoin, faire baigner la main dans un vase rempli d'eau chaude; on détergera cette plaie et ensuite on appliquera dans la ou les solutions de continuité, des petites pincées de poudre de Salol, d'iodoforme, de thymol ou d'acide borique; on étendra sur ces plaies des compresses imbibées d'antiseptiques, on enroulera la main dans une couche de ouate maintenue par quelques tours de bande; si la plaie est assez étendue, on portera la main en écharpe et les pansements seront faits deux fois par jour. Si la plaie est peu importante, mais qu'il existe surtout de la contusion, comme dans une morsure légère de cheval, on fera bien de faire prendre à la main en bain tiède prolongé, dans de l'eau sédative, eau blanche, eau camphrée ou alcoolisée; on surveillera avec soin l'ecchymose sous-cutanée afin de prévenir toute suppuration ou abcès possibles.

Si l'animal est malade, surtout s'il est atteint de la rage ou présumé en être atteint, après la cautérisation profonde et immédiate au fer rouge, sans perdre un temps précieux en tergiversations quelconques inutiles et on ne peut plus préjudiciables, on se rendra à l'*Institut Pasteur le plus rapproché de la région habitée par le blessé.* Il sera de toute nécessité *de ne pas abattre* le chien ou le chat enragé ou présumé tel; on le gardera à l'attache. Si l'animal est enragé, il succombera au bout de quelques jours dans la crise rabique spécifique; s'il n'est pas atteint de la terrible maladie, sa santé restera parfaite et le blessé pourra demeurer dans une quiétude complète sur les suites de son accident. *Tuer* immédiatement l'animal, c'est s'exposer à rendre *impossible le diagnostic réel* de son affection rabique.

Quant aux innombrables cas de morsure ou de piqûre occasionnés par les moustiques et autres familiers incommodes de l'homme, dès que l'on est atteint ou que l'on s'aperçoit de ce léger accident, qui parfois peut devenir très douloureux chez certains sujets, il faut avoir soin de ne pas gratter la plaie ; un lavage avec de l'eau vinaigrée, alcoolisée, phéniquée, ammoniacale ou avec une *solution de quassine*, suffira pour calmer la douleur, éviter le gonflement et neutraliser l'effet du venin. Quant aux morsures des *serpents*, les légendes qui courent sur leur venin et sur le mode de leur intromission dans l'organisme, demandent à être détruites, car beaucoup de serpents ou d'animaux serpentiformes sont réputés venimeux qui ne méritent à aucun titre ce qualificatif. Dans nos pays, la morsure la plus fréquente et la plus dangereuse est celle de la *vipère* ; les suites en sont souvent graves, parfois fatales. *Deux trous* marquent seuls l'endroit mordu ; c'est l'empreinte des crochets, crochets qui insinuent le venin dans la plaie. D'abord se manifeste en ces points une douleur qui se propage peu à peu et s'étend en dernier lieu jusqu'aux principaux organes ; la plaie est devenue promptement violacée, quelquefois livide ; cette teinte se manifeste aussi de proche en proche sur les parties voisines et apparaît bientôt un œdème plus ou moins considérable avec sérosité roussâtre aux points incisés ; en peu de temps, ne tardent pas à se montrer les accidents généraux : fréquence du pouls, qui devient irrégulier, petit, concentré, nausées, vomissements bilieux, oppression, sueurs profuses, syncope, troubles cérébraux et visuels, convulsions et enfin jaunisse généralisée ; la plaie exsude un sang noirâtre, puis une sanie de mauvais aspect, et s'entoure d'une auréole foncée ; la gangrène est rare. Ces symptômes s'accentuent surtout chez les sujets faibles et maladifs, mais bien que ces cas ne soient pas ordinairement mortels, on pourrait cependant citer plus d'un exemple de mort survenue, à la suite d'une morsure de vipère, moins de *vingt-quatre heures* après l'accident.

Pour prévenir les suites de la morsure de la vipère, il faut aussitôt après avoir été mordu, laver la plaie, la faire saigner, l'élargir en pratiquant une forte incision cruciale, arracher les crochets si cela est possible et ensuite cautériser profondément la blessure avec un fer rougi à blanc, avec de l'acide sulfurique ou azotique ou avec une solution de chlorure d'or. Avec *su cès*, quand on ne peut employer ces mesures d'urgence, on emploie la *succion de la plaie*, si toutefois on ne présente aucune érosion aux lèvres ; la *ligature* de l'avant-bras, *l'alcali* à l'intérieur (quelques gouttes dans un verre d'eau), les frictions générales sur le corps, la respiration artificielle au moyen des tractions rythmiques de la langue, de mon vénéré maître, M. le professeur J.-V. Laborde ; les infusions aromatiques chaudes, les lavements de thé chaud, l'alcool et autres révulsions externes ou internes.

Les ouvriers des bois et des forêts, les gardes forestiers, les bûcherons, exposés aux morsures des vipères, engainent le bas de leurs jambes dans des lanières de cuir ; il serait prudent de faire de même en ce qui concerne la main ; on éviterait ainsi bien des accidents et cette mesure de défense et de protection n'entraverait en rien l'agilité des doigts ou de la main.

7° Brulûres.

Les brûlures de la main et des doigts sont d'une fréquence de tout instant, mais cette affection accidentelle varie beaucoup d'importance selon la nature du corps brûlant, le temps du contact, l'étendue, l'intensité, la profondeur de la partie brûlée, l'âge, la constitution et l'état de santé de la victime. Comme pour les autres parties du corps, les brûlures de la main peuvent être : 1° de simples irritations superficielles, avec rougeur, chaleur et tuméfaction légère sans phlyctènes ; 2° présenter de l'exhalation séreuse, du soulèvement de l'épiderme et des phlyctènes ; 3° présenter la désorganisation du corps papillaire ; 4° aboutir à la destruction complète du derme ; 5° arriver à la destruction des autres tissus ; et 6° présenter enfin la désorganisation et la carbonisation de l'organe.

Depuis le simple coup de soleil qui ne forme qu'un simple érythème sur la surface dorsale de la main jusqu'à sa destruction complète produite par un brasier ardent, les causes des brûlures peuvent varier à l'infini et ces causes étiologiques caractérisent souvent la brûlure elle-même. L'eau bouillante, cette vapeur en jet, les gaz à une haute température, l'huile, le pétrole, l'essence, les graisses, les poudres, le salpêtre, le phosphore, le soufre, la cire, les corps solides en ignition, les métaux en fusion, les matières combustibles de toute nature peuvent, à différents degrés, exercer leur action comburante et atteindre plus ou moins profondément les doigts ou la main. Ces brûlures sont surtout rendues graves et dangereuses par la profondeur et l'étendue qu'elles présentent et par les complications qu'elles produisent. C'est ainsi qu'une brûlure du second degré, envahissant la main entière peut être grave, amener des complications redoutables en raison de l'étendue de la surface épidermique enlevée, et par suite de la suppuration considérable qu'elle produira, tandis qu'une brûlure du 3ᵉ, du 4ᵉ ou du 5ᵉ degré n'atteignant que la dernière phalange ne produira aucun accident grave, par la suite, pour l'organisme.

Dans les brûlures des deux premiers degrés le traitement consistera à atténuer l'inflammation et la douleur et à empêcher l'afflux des liquides par l'emploi des réfrigérants ; dès que les doigts ou la main viennent d'être brûlés, on les plonge immédiatement dans de l'eau froide, dans de l'eau glacée, légèrement phéniquée ou boriquée, dans une solution étendue de laurénol ou mieux, dès que l'on aura pu s'en procurer, dans une solution d'acide picrique. On peut maintenir dans ce bain la partie brûlée pendant plusieurs heures en ayant soin de le remplacer dès que sa température

augmente ; après ce bain, les *cloches* ou *phlyctènes*
seront percées, sans toutefois enlever l'épiderme et la
brûlure sera recouverte par une épaisse compresse de
fine toile imbibée de ces mêmes liquides. On devra
s'abstenir, d'une façon générale, d'avoir recours aux
moyens irritants, tels qu'alcool, éther, eau de Cologne,
et autres alcoolats de toilette, purs ou coupés d'eau ;
s'ils produisent parfois quelques soulagements immédiats, ils provoquent trop souvent des accidents graves.
Un très bon moyen qui réussit presque toujours d'une
façon parfaite, consiste après avoir évacué la sérosité
des cloches et bien détergé la partie brûlée, à la cou-
vrir complètement de ouate hydrophile qu'on laisse en
place en ayant seulement la précaution d'enlever et de
remplacer les couches superficielles de la ouate jusqu'à
guérison. Le traitement au troisième degré diffère peu ;
si l'inflammation est vive et la douleur aiguë, on peut
employer les bains tièdes, refroidis graduellement, d'eau
phéniquée ou boriquée et de laudanum, des pansements
quotidiens avec de la poudre d'acide borique, de salol,
de magnésie calcinée, de bicarbonate de soude, d'iodoforme, avec de la vaseline contenant ces médicaments,
avec de l'eau saturée d'acide picrique, avec du laurénol, etc ; la main ainsi pansée devra être couverte d'une
épaisse couche de ouate et tenue en écharpe. Au quatrième et cinquième degré, la douleur disparaît assez
rapidement en baignant la main dans une solution
d'acide pyrogallique, d'icthyol, d'acide picrique ou de
nitrate de potasse ; le pansement avec des compresses
ou de la gaze imbibées d'une solution d'acide picrique

réussit parfaitement ; on laisse la main dans ce pansement pendant trois ou quatre jours sans y toucher puis
on change les compresses en ayant soin de faire prendre
un bain au préalable afin de ne pas tirailler la plaie
en la décollant ; quand la plaie est en bonne voie de réparation le pansement peut rester en place huit jours
sans que l'on ait besoin d'y toucher. Dans les brûlures
du sixième degré, l'amputation partielle ou totale s'impose.

Pour les pansements des brûlures *à tous les degrés*,
l'essence de térébenthine appliquée par l'intermédiaire
de ouate hydrophile aseptisée, recouverte d'un tissu
imperméable, est d'un usage facile et réussit assez
bien ; ce traitement, *très pratique*, calme rapidement
la douleur et active la guérison ; on fait l'application
de la térébenthine tous les jours, en imbibant la ouate
sans l'enlever et en peu de temps la cicatrisation s'effectue.

Pour peu que les brûlures soient profondes, il y a
destruction des tissus, par conséquent la cicatrisation se
fait par le rapprochement des parties saines et les cicatrices seront toujours vicieuses, avec rétraction considérable, si dès le début on n'a pas soin de tenir les
bords des parties brûlées dans la plus grande extension
possible et de maintenir séparées les portions d'organes
qui doivent l'être normalement, comme les doigts.

A la suite des brûlures de la main et des doigts, surtout des brûlures des troisième et quatrième degrés,
des difformités, des ankyloses, des cicatrices avec brides
dures et rigides, peuvent se produire ; pour les éviter,

autant que faire se peut, on aura soin dès que la plaie
sera en voie de réparation, de faire exécuter journellement des mouvements, surtout aux doigts, afin de prévenir ces malformations ; les frictions sèches ou humides, les bains sulfureux, les lotions astringentes, les
pommades, les liniments oléagineux atténueront la raideur des articulations, faciliteront leurs mouvements et
rendront plus aisées les fonctions de la main. Quant
aux difformités et aux brides cicatricielles, elles sont
indélébiles pour la plupart.

8° *Lésions organiques.*

A la suite de contusions, de traumatismes ou de
blessures, la main et les doigts peuvent être atteints de
maladies spéciales ; tels sont les *panaris*, les *phlegmons*, les *ostéites*, les *arthrites* du carpe et du métacarpe, les *rétractions* de l'aponévrose palmaire, les
tumeurs bénignes ou malignes de la main, [les affections diverses des phalanges, etc.

Sous le nom de *panaris*, on désigne l'inflammation
aiguë des parties molles qui entrent dans la composi-
tion des doigts. La maladie peut varier selon la profondeur à laquelle pénètre l'inflammation ; elle peut
attaquer seulement la surface du derme et n'avoir que
peu de gravité ou affecter le tissu cellulaire sous-cutané
et présenter les symptômes du phlegmon ; bornée
d'abord à un seul doigt, elle peut s'étendre, envahir la
face dorsale ou palmaire de la main, gagner l'avant-

bras et le bras et nécessiter parfois une amputation ; d'autres fois elle envahit la gaine des tendons et leurs membranes synoviales et s'étend jusqu'aux articulations des phalanges ou du métacarpe. La forme la plus légère du panaris débute par un léger prurit, par une douleur pulsative et lancinante avec rougeur et gonflement ; après quelques jours, la suppuration apparaît, soulève l'épiderme et produit une sorte de phlyctène purulente qui s'étend de plus en plus ; le pus pénètre parfois sous l'ongle, en provoque la chute et après un certain temps de suppuration, la réparation de la plaie s'effectue. Cette forme porte le nom vulgaire de *tourniole*. La seconde et la troisième forme de panaris se confondent le plus souvent ; la douleur est aiguë, vive, lancinante ; la rougeur est plus prononcée, il existe un gonflement et de la tension plus marquée et l'inflammation s'étend rapidement au poignet et à l'avant-bras ; il se manifeste des frissons, de la fièvre, de la soif, de l'inappétence, de l'insomnie et de la prostration générale. Dans ces formes, en attendant les soins médicaux, il est urgent de maintenir la main dans l'immobilité, de la porter en écharpe et de l'envelopper de linges imbibés d'eau tiède ou de ouate-hydrophile humectée avec de l'eau phéniquée ; on peut également avoir recours aux bains locaux tièdes, aux affusions ou mieux aux émanations de vapeur d'eau chaude, pratiquées deux ou trois fois par jour. Comme je l'ai dit plus haut, les causes les plus fréquentes de panaris sont les excoriations, les morsures, les arrachements des envies ou des pellicules situées à la racine ou au pourtour des ongles, les piqûres de toutes sortes, les plaies digitales infectées, les corps étrangers, etc., etc.; on aura donc grand soin de se désinfecter les mains quand elles auront été lésées ou mises en contact avec des objets sales; le panaris est parfois une affection dangereuse qui peut entraîner des déformations ou des pertes de substance osseuse et on ne saurait trop éviter, par des moyens d'hygiène pratique, tout ce qui pourrait irriter directement ou indirectement une plaie des doigts ou causer son inflammation.

Le phlegmon des doigts et surtout de la face palmaire de la main est un accident fréquent; c'est l'inflammation des tissus sous-cutanés; rare à la face dorsale de la main, il est au contraire assez fréquent à sa face palmaire et selon les limites nettes ou non qu'il occupe, il est circonscrit ou diffus et, selon son siège, il est superficiel ou profond. Les plaies contuses, les contusions, les chocs répétés, les agents chimiques, les corps étrangers, les excoriations, les morsures, les piqûres, les écorchures, et tout autre cause ou agent extérieur qui érodent la peau et en provoquent l'inflammation soit en l'infectant soit en la pénétrant peuvent produire le phlegmon; souvent le panaris se propage à la main et se confond avec cette affection.

Cette inflammation qui se rencontre journellement, surtout chez les ouvriers occupés à des travaux manuels et qui chez certains d'entre eux forme le *durillon forcé* quand elle siège à la face palmaire en affectant la forme d'une grosse ampoule purulente, nécessite des soins médicaux urgents, afin d'éviter des suites fâcheuses; les frissons, la fièvre, une tuméfaction, de la rougeur, de la chaleur, de la douleur sourde et pulsative, de l'engourdissement et de la lourdeur de la main, sont les symptômes communs du début du phlegmon qui, en quelques heures, peuvent atteindre leur paroxysme. En attendant que le phlegmon soit ouvert pour donner issue au pus plus ou moins considérable qu'il renferme, le traitement consiste dans le repos, dans une position convenable de la main portée horizontalement en écharpe, en des bains locaux, des affusions chaudes, des compresses de linge ou de ouate imbibées d'eau phéniquée tiède; des onctions avec des pommades émollientes ou narcotiques, des frictions légères avec des corps gras liquides seront des adjuvants contre la douleur et permettront d'attendre l'ouverture de la collection purulente. Néanmoins il faut remarquer que dans certains cas le phlegmon n'aboutit toujours pas à la suppuration; la résolution peut s'effectuer insensiblement. Ce sont les cas heureux, car les accidents dus au sphacèle des tendons, à la suppuration des articulations, à la nécrose ou à la carie des os, à l'abondance du pus à la main ou aux doigts, épuisent le malade et nécessitent souvent l'amputation de la main, de l'avant-bras ou du bras, quand la mort ne vient pas elle-même mettre un terme fatal à ces affections.

En cas de guérison, on devra dès que l'état de la plaie le permettra faire jouer les articulations avec le plus de fréquence possible pour prévenir les ankyloses ultérieures, complètes ou incomplètes; les bains sulfureux, les frictions à l'alcool, au baume de Fioraventi, à l'essence de térébenthine, seront les précieux adjuvants pendant cette convalescence, parfois d'une longue durée, et assureront le retour à une intégrité fonctionnelle plus ou moins parfaite de l'organe lésé.

Les affections diathésiques, la scrofule, la tuberculose, la syphilis, les cachexies, le lymphatisme, etc., provoquent souvent les abcès de la main ou du poignet; la carie, les nécroses, l'ostéite des os du carpe ou du métacarpe, les grands délabrements traumatiques de ces régions en sont encore fréquemment les causes directes ou indirectes. C'est encore à côté de ces lésions organiques qu'il faut placer les tumeurs bénignes ou malignes qui peuvent envahir la main ; les tumeurs érectiles, anévrysmales ou cirsoïdes, les kystes synoviaux, sébacés, dermoïdes ou à grains riziformes, les lipomes, les fibro-lipomes, les tumeurs fibreuses, les névromes, les enchondromes, les tumeurs osseuses, exostoses ou hypérostoses, les cancroïdes et enfin les affections cancéreuses. Ces maladies, les unes très rares, les autres plus communes, sont, du domaine de la chirurgie et nécessitent son intervention quand elles gênent; les unes sont guérissables, les autres ne le sont pas ; mais dans toutes ces affections comme dans toutes celles d'ailleurs qui intéressent la main, si on veut éviter des mécomptes graves souvent, mortels parfois, ce n'est pas en attendant « *pour voir comment cela ira* » qu'il faut se soigner; c'est dès le début du mal qu'il faut agir; qu'il faut enrayer l'aggravation possible de l'accident et pour cela ce n'est ni aux rebouteurs, ni aux empiriques, ni aux commères ni aux pharmaciens qu'il faut s'adresser, mais au médecin, *au médecin seul.*

9° *Engelures, crevasses, etc.*

Un grand nombre de petits bobos plus énervants et gênants que dangereux, peuvent avoir pour localisation spéciale la main et les doigts. Telles les engelures, crevasses, etc.

Les *engelures* consistent dans un engorgement chronique de la peau, avec ou sans ulcérations du derme ou du tissu cellulaire. La peau est violette, gonflée, plus ou moins sensible ; il existe des démangeaisons légères à la température basse, mais intolérables à la chaleur ; les engelures sont surtout fréquentes chez les enfants, chez les adolescents et chez les jeunes femmes : le lymphatisme, la misère physiologique, la puberté, la température basse et humide, l'appauvrissement du sang, le contact fréquent et prolongé avec les liquides froids ou chauds, etc., en sont les causes les plus communes.

C'est surtout en hiver et à l'automne que les engelures se montrent en plus grand nombre pour diminuer au printemps et disparaître en été. De toutes les parties du corps ce sont les mains qui en sont le plus particulièrement affectées ; elles naissent d'une manière lente ; la peau frappée par le froid et l'humidité, prend une teinte rouge plus ou moins foncée, il existe de la tuméfaction, de la chaleur, une apparence érysipélateuse, de vives démangeaisons et quelquefois même il se développe de l'œdème sur les parties avoisinantes, ainsi que des picotements insupportables. Parfois la maladie ne va pas plus loin ; parfois elle s'étend davantage, l'engorgement devient plus profond, il y a de la gène dans les mouvements, de l'engourdissement, la peau prend une couleur pourpre, lie de vin, des phlyctènes remplies de sérosité rousse et sanguinolente apparaissent et il survient des *crevasses*, des excoriations, des ulcérations d'aspect repoussant, laissant s'écouler une suppuration sanieuse, infecte et nauséeuse.

Quand les engelures sont légères même abandonnées à elles-mêmes, elles peuvent guérir sans soin en quelques jours ; néanmoins il est plus sage de ne pas les négliger, et, dès leur apparition, il faut faire sur les points où elles siègent, soit des frictions avec des pommades adoucissantes ou narcotiques, soit des lavages avec de l'alcool, de l'eau-de-vie camphrée, aromatique, boriquée ou salolée, étendue d'eau ; le baume de Fioraventi, la glycérine, l'eau de laurier-cerise, l'eau blanche, l'eau ammoniacale, le benjoin en alcoolat, l'eau de Cologne, etc., sont des médicaments qui, appliqués froids donnent de bons résultats. Lorsque les engelures sont ulcérées, l'onguent rosat, la vaseline phéniquée, boriquée, salolée, camphrée, l'huile d'amandes douces, la résorcine, le baume du Pérou, le salycilate de méthyle, la teinture d'iode, le tanin en poudre, etc., donnent de bons résultats. En tous cas, la propreté des mains, obtenue par des lavages fréquents *à l'eau froide* additionnée de teinture de benjoin ou de lavande, sera obligatoire. Quand les engelures existent chez les débiles, un traitement général interne, fortifiant et antiscrofuleux sera nécessaire.

Les *gerçures* et les *crevasses* des mains sont des excoriations peu profondes de l'épiderme et de la couche superficielle du derme ; ce sont des petites fissures, des fentes comme produites par l'éclatement de la peau, béantes, à fond rougeâtre, secrétant une légère sérosité. Elles sont produites par l'immersion prolongée des mains dans l'eau froide, dans du liquide irritant, par le froid, par le contact de corps gras, rances, acides ; ces petites lésions d'une bénignité absolue, disparaissent par les moyens appliquées aux engelures.

La face dorsale des doigts et de la main est souvent le siège de *furoncles* ou *clous*. Ces furoncles se développent généralement chez des individus débilités par le diabète, par l'alcool ou par les fièvres ; ils peuvent survenir à la suite de vives émotions, de chagrin, etc., ou être provoquées par des poussières spéciales, par le contact de poudre irritante ou par des frottements continuels. Le furoncle débute par une petite papule rouge, arrondie qui ne tarde pas à former une petite tumeur à base indurée, à sommet saillant, pointu (d'où le nom de clou) ayant souvent un poil à son centre et contenant une gouttelette de sérosité sanguinolente ; une fois crevé il laisse sourdre une petite quantité de pus jaunâtre et au bout de quelque temps donne issue à un petit bourbillon. Les clous, parfois isolés, parfois agglomérés, sont douloureux jusqu'à l'expulsion du bourbillon et peuvent provoquer de la lymphangite sur une étendue variable, Sauf chez les diabétiques, chez lesquels les furoncles peuvent être réunis en grand nombre à la fois et produire un *anthrax*, ces affections sont bénignes; elles laissent néanmoins une cicatrice très apparente pendant plusieurs années. Le bain d'eau de son, les compresses de ouate imbibées de liniments calmants, de vaseline opiacée ou de salicylate de méthyle (Baratier) atténueront la douleur des débuts; après l'issue du pus et du bourbillon, de petits pansements à la poudre de thymol, de salol, d'iodoforme, de tanin, etc,, activeront la cicatrisation.

L'acné peut siéger d'une façon temporaire ou permanente à la main, sur le face dorsale du carpe, du métacarpe et des phalanges. Ce sont de petites papules acuminées, à base profonde, dues à l'irritation et à l'inflammation des glandes sébacées. En dehors des cas où il est produit par une irritation quelconque des mains, il est fréquemment observé chez les individus absorbant certains médicaments tels que l'iode, le goudron, les iodures, les bromures alcalins et les dépuratifs, chez les adolescents à l'époque de la puberté et surtout chez les personnes brunes et à peau huileuse. Quand cet acné ne dépend pas d'une diathèse ou d'une maladie passagère, des bains locaux émollients, des lotions avec le subliiné, l'alcool ou le sulfure de potasse en ont facilement raison. Cette éruption est parfois tenace et c'est à un traitement général alcalin, intra et extra, qu'il faut avoir recours. Les rechutes s'observent très souvent.

10° *Parasites.*

Les affections parasitaires se rencontrent fréquemment aux mains. Par ses contacts multiples, par ses incessantes promiscuités, par ses attouchements de tout instant, et surtout par suite d'une malpropreté souvent repoussante, la main est exposée aux contagions et là, plus qu'ailleurs, on rencontre des parasites.

L'affection parasitaire la plus fréquente est la *gale* ; elle est produite par un petit animal de la classe des arachnides, nommé *sarcopte.* Cet acarus élit au poignet et surtout à la base et à la face dorsale des espaces interdigitaux son domicile de prédilection où il détermine par sa présence une vésicule légèrement élevée au dessus de la peau contenant un liquide séreux et visqueux. L'affection débute par un léger prurit, soit entre les doigts, soit au poignet ; il est plus intense vers le soir et atteint son paroxysme pendant la nuit sous l'action de la chaleur du lit. Bientôt apparaissent de petites vésicules discrètes, acuminées, transparentes au sommet, larges et rosées à la base, d'où partent des petits sillons sous-épidermiques qui se terminent par un petit renflement d'une teinte grise où se loge le sarcopte. (Quand on veut extraire ce sarcopte avec la pointe d'une aiguille ce n'est pas dans la *vésicule,* mais bien à *l'extrémité du sillon* qu'il faut aller le chercher.)

Les vésicules de la gale étant le siège d'une vive et incessante démangeaison, les individus qui en sont atteints se grattent, irritent la peau et l'excorient ; les vésicules se rompent, la sérosité qu'elles contiennent s'échappe, se concrète et forme des croûtes parfois d'une forte étendue chez les vieux galeux. La gale est éminemment contagieuse, elle se communique par contact direct et par les objets qui ont été en rapport avec un galeux, car le sarcopte peut vivre longtemps, trois semaines environ en dehors du corps humain. Il existe d'autres espèces d'acaridés qui sont parasites de l'homme et qui peuvent, mais rarement, occuper les mains.

Afin d'éviter la dissémination de l'affection et sur soi et sur les autres, il est urgent de se soigner quand on s'aperçoit des débuts de la maladie. Il faut d'abord frictionner les mains et les poignets à l'eau chaude et au savon noir pendant une demi-heure, puis faire de larges onctions avec la pommade d'Helmerich, envelopper la main enduite de cette pommade avec de la ouate pendant vingt-quatre heures et après faire une grande ablution à l'eau très chaude ou avec de l'essence de térébenthine. Une autre méthode donne également d'excellents résultats ; le soir, avant de se coucher, on fait des frictions pendant trois quarts d'heure au moyen d'une brosse fine avec 50 grammes de baume du Pérou ; on enveloppe la main ainsi enduite avec un linge ou de la ouate et le lendemain matin on prend un bain d'amidon. Il va sans dire que si la gale existe sur d'autres parties du corps ou si elle est généralisée, on traitera également les autres endroits ou le corps tout entier d'une façon identique. Pour éviter toute rechute possible, c'est-à-dire toute infection nouvelle par des sarcoptes non détruits, on aura soin de changer complètement de vêtements, surtout de gants, et de mettre en une lessive prolongée tous les objets du corps ou du coucher qui ont été en contact avec les mains infectées. Faute de ces précautions, la gale pourra reparaître à nouveau. C'est surtout chez les enfants et les personnes vivant en commun et dans une promiscuité constante de logis, de lit et de vêtements qu'il est de toute nécessité de faire une désinfection générale des objets et des personnes ; la présence *d'un seul sarcopte* dans de tels milieux est la cause inéluctable de la contagion de la maison entière et peut provoquer, à la longue, par suite de manque de soins spéciaux, des affections cutanées difficiles à guérir.

La surface cutanée du dos de la main et des doigts récèle assez souvent l'*Achorion de la teigne* et le *microsporon furfur* du pityriaris versicolor. Ces affections parasitaires qui peuvent être importées sur d'autres surfaces du corps et surtout pour la première au cuir chevelu, devront être soigneusement traitées dès le début de leur apparition ; il en est de même pour certaines autres affections parasitaires plus ou moins rares qui peuvent envahir les mains ; des soins médicaux spéciaux leur sont nécessaires et les sujets malades feront bien, afin d'éviter de répandre la contamination, de porter des gants pendant tout le cours de l'affection pour se protéger eux-mêmes et protéger les autres.

11° *Dermatoses.*

A côté du *Lichen plan* qui affectionne particulièrement la paume de la main, du *Prurigo* vrai des enfants et des vieillards et des *dermatites prurigineuses* que l'on observe si souvent chez les ictériques, chez certains dyspeptiques, diabétiques, albuminuriques, chez les femmes enceintes, etc., et qui se localisent parfois d'une façon toute spéciale aux mains, l'*eczéma* ou la gale vulgaire des épiciers est d'une banalité courante dans certains milieux ; en dehors de ces dermatoses, des quantités de *pustules*, de macules, de taches, de squames, de tubercules, de vésicules, d'erythèmes, de purpura, de points d'urticaire, d'ecthyma et d'autres maladies cutanées générales *localisées à la main* peuvent se rencontrer. Presque toutes ces affections sont symptômatiques, d'origine interne, dépendent d'un état particulier de l'individu et n'en sont que les manifestations extérieures localisées sur un point spécial de l'organisme tout en existant également sur d'autres parties du corps et se présentent, ici comme là, avec les mêmes caractères. La *syphilis*, la *scrofule*, l'*herpetisme*, l'*arthritisme*, la *tuberculose*, etc., peuvent imprimer leur cachet spécial et pathologique à la main ou aux doigts et apporte à ces régions leur manifestation symptomatique ;

c'est en traitant la maladie générale que l'on traitera en même temps ces manifestations locales.

Pour les affections idiopathiques dépendant de parasites connus ou inconnus, leurs formes sont si variables et si nombreuses, que c'est à des spécialistes en la matière que l'on devra avoir recours.

12° *Malformations.*

Il n'est pas inutile de dire quelques mots des malformations ou difformités qui peuvent intéresser la main.

La *main bote,* c'est-à-dire une difformité consistant dans une déviation de l'axe de la main et dans sa flexion forcée sur l'avant-brás, est assez fréquente ; elle est congénitale ou acquise et dépend soit de l'absence ou de la malformation des os du carpe, soit d'une paralysie des muscles extenseurs, ou d'une rétraction des fléchisseurs, soit d'une affection survenue après la naissance. La main peut être déviée en arrière ou en avant ou latéralement, formant ainsi la main bote *palmaire* ou *dorsale, cubitale* ou *radiale.*

Dans le cas de main bote congénitale, le traitement ne peut être suivi que par l'application d'un appareil prothétique ; dans les autres cas, il consiste à exciter les muscles paralysés et à provoquer leurs contractions par des courants électriques, par les frictions stimulantes, par le massage, par les douches locales et autres excitants du système musculaire et nerveux.

En dehors des cas où la main est rendue difforme par suite d'affections chirurgicales ou médicales, les malformations congénitales des doigts sont nombreuses.

Les doigts peuvent complètement faire défaut, c'est l'*ectrodactylie*; ils peuvent être accolés entre eux, c'est la *syndactylie*; ou être réduits à de très petites dimensions, c'est la *brachydactylie*. Au contraire leur nombre peut être augmenté, c'est la *polydactylie*, et leur volume hypertrophié, c'est la *macrodactylie*. Ces malformations sont héréditaires, soit d'une façon régulière, soit d'une façon irrégulière, suivant une hérédité directe ou indirecte et ne se rencontrant que dans une seule lignée, masculine ou féminine.. L'art chirurgical peut seul, en bien des cas, restaurer ces difformités et rendre présentables et utile au toucher et à la préhension ces doigts viciés dans leur conformation ; aussi est-il nécessaire de faire une intervention sanglante, dès que cela est matériellement possible, dans tous les cas où un enfant vient au monde avec des doits surnuméraires, accolés ou hypertrophiés ; les dangers sont très restreints, les suites très bénignes et cela évite pour l'avenir, une infirmité préjudiciable au bon fonctionnement de la main.

13° *Affections vénériennes.*

Les chancres vénériens extra génitaux ont souvent pour siège la main et surtout les doigts. Ils se rencontrent avec une fréquence remarquable chez les médecins, les accoucheurs et les accoucheuses.

Le *chancre mou,* simple, non induré et non infectant, se rencontre à la main et aux doigts chez maints individus. Un doigt ou une partie quelconque de la main présentant une petite écorchure, une éraillure, une érosion ou une vésicule d'herpès, se trouve en contact avec un chancre mou situé aux organes génitaux ou ailleurs, avec des linges chargés du pus de ces chancres, avec ces gouttelettes de pus, ou même avec un chancre siégeant déjà sur les doigts ou la main, l'inoculation se produit et un ou deux jours après cette contagion, à l'endroit inoculé, apparaît une ulcération ronde, à bords taillés à pic, légèrement décollés, rougeâtres, circulaires ou ovalaires ; le fond de cette ulcération qui peut être plus ou moins profonde est sale, grisâtre, bourbillonneux, irrégulier et, caractère très important, ne repose pas sur une *base indurée.* Le chancre mou peut durer de deux à plusieurs semaines ; il existe une lymphangite plus ou moins accentuée à la main ou à l'avant-bras et une adénite axillaire parfois douloureuse et donnant lieu à la suppuration ; la douleur locale est très légère ; la cicatrisation est lente et la réparation complète est parfois très longue à s'accomplir ; cette cicatrisation laisse des traces, mais moins étendues que l'ulcération primitive. Comme l'inoculation est très fréquente et d'une facilité extrême, il est d'une absolue nécessité de protéger les autres parties du corps contre la contagion de ce chancre mou digital ; pour cela on aura soin, dès le début de son apparition, de procéder à une antisepsie rigoureuse et à un isolement absolu. Tous les jours, matin et soir, après avoir nettoyé la plaie et brulé les linges qui ont servi, on fera un pansement avec l'iodoforme, le salol, le thymol, l'iodol, etc. ; si la plaie mettait un trop grand laps de temps à se cicatriser, on aurait recours aux caustiques énergiques ou aux pointes de feu locales. Ces chancres mous, chez les sujets malpropres et peu soigneux, peuvent se réinoculer d'une façon continue de doigt à doigt, provoquant souvent des complications et surtout des accidents de gangrène ou de phagédénisme local. Les soins méticuleux de propreté, d'antisepsie et d'isolement sont les plus sûrs moyens d'éviter ces désordres.

Après ces pansements on aura soin de *brûler* les linges contaminés et de se laver et brosser la main et les doigts sains afin d'éviter toute contamination ultérieure.

Le *chancre infectant*, induré, syphilitique se rencontre également à la main mais plus fréquemment aux doigts. Il est provoqué par la contagion directe soit d'un chancre induré siégeant chez un autre individu, soit par la contamination directe *de plaques muqueuses* siégeant également chez un autre sujet, ou indirectement par des objets divers, chargés de mucosités issues de ce chancre ou de ces plaques. Ce n'est qu'exceptionnellement qu'un individu porteur de chancre induré peut s'infecter et avoir un second chancre. Une érosion des doigts, une écorchure, une éraillure ou une fissure quelconque de la surface cuta née de la main ou des doigts sert de porte d'entrée à l'infection et à l'inoculation. Le chancre induré, *presque toujours unique*, est arrondi mais à surface lisse, vernissé, à bords saillants, non taillés à pic, non décollés, à contour épais, régulier, adhérent, en couronne, à fond grisâtre et lardacé, à *base indurée* et résistante, secrétant très peu de pus ; il se recouvre, le plus souvent, d'une croûte plus ou moins épaisse, facilement détachable. L'adénite qui accompagne toujours le développement du chancre induré est multiple, indolente, indurée et ne donne pas de suppuration. Ce n'est que trente ou quarante jours après la contagion qu'apparaît ce chancre ; il dure de quatre à six semaines et donne une cicatrice indurée indélébile.

Sans traitement, le chancre guérit seul, mais des soins de propreté sont nécessaires. Le chancre du doigt doit surtout être protégé par un pansement, non pas pour lui-même, mais pour éviter toute contamination chez les autres individus. C'est le premier stade de la syphilis et cette terrible affection doit non seulement être soignée d'une façon constante, régulière et normale mais encore, par tous les moyens possibles, doit on éviter sa propagation. Si le chancre n'est plus nuisible à l'individu qui en est porteur, il est un danger terrible pour les autres individus qui le fréquentent et les précautions de tout instant doivent être prises pour éviter sa contagion et sa nocuité sur autrui.

L'infection syphilitique est un véritable danger pour la société.

14° *Maladies générales.*

A côté de la tuberculose, de la syphilis, de la scrofule, du lymphatisme, du diabète, de l'albuminurie, etc., qui provoquent des manifestations spéciales sur l'extrémité du membre thoracique et qui ne sont que des localisations d'une affection générale, le *rhumatisme*, dans son évolution rapide ou lente, se cantonne souvent, avec ses altérations spéciales, aux articulations du poignet, de la main ou des doigts. Bien que d'emblée l'affection rhumatismale puisse envahir les petites articulations des phalanges ou du carpe sans cause spéciale elle se localise de préférence à ces jointures si elles ont été soumises antérieurement à des lésions quelconques et particulièrement à des entorses, à des luxations, à des traumatismes, à des plaies contuses où à la fatigue habituelle ; c'est une forme particulière de l'affection générale. Une première atteinte, surtout chez les sujets d'un tempérament chétif et jouissant d'une hérédité arthritique, est souvent suivie de plusieurs accès répétés, ou parfois il s'installe une affection *rhumatismale chronique* d'emblée, intéressant surtout les articulations de la main. Une forme particulière du rhumatisme chronique, qui se localise d'une façon toute spéciale aux doigts, est celle connue sous le nom de rhumatisme *noueux,* de rhumatisme *déformant* ; il est progressif, envahit peu à peu les différentes articulations de la main et aboutit à provoquer une impotence presque absolue et une déformation complète des doigts.

Dans ces cas d'une fréquence inouïe dans les classes pauvres, ce sont surtout le médius et l'index qui sont le siège de prédilection de la maladie et seul le pouce est très souvent respecté ; on rencontre, à côté de ces déformations articulaires, de ces nodosités formant de grosses bosses à chaque jointure, de la contracture musculaire et des rétractions persistantes qui fixent les phalanges dans des attitudes vicieuses présentant soit de l'extension forcée, soit de la flexion complète, soit de l'extension et de la flexion combinées ; la masse musculaire de la main peut s'atrophier elle aussi.

La syphilis, la blennorragie, la scarlatine, la tuberculose peuvent elles aussi donner lieu à des manifestations pathologiques siégeant aux articulations de la main, et il n'est pas rare d'y rencontrer des lésions caractéristiques n'ayant pas d'autre origine.

Pour éviter, autant que faire se pourra, toute manifestation rhumatismale aux doigts où à la main, on aura soin, surtout quand on est sous le coup d'une hérédité arthritique, de ne pas s'exposer aux changements brusques de la température, au refroidissement des mains, aux intempéries, aux manipulations prolongées dans l'eau froide ou glacée ou dans des milieux humides ; au cours d'un rhumatisme aigu ou chronique, on évitera toute contusion, tout choc, tout traumatisme pouvant provoquer une irritation des articulations des doigts et, en cas de tendance au rhumatisme chronique ou au rhumatisme noueux, c'est à des soins généraux et continus que l'on aura soin de s'astreindre; à un régime spécial et rigoureux que l'on devra se soumettre sans attendre ni tarder. On portera des gants de laine chauds et résistants.

De nombreuses maladies d'origine *médullaire, osseuse, nerveuse* ou *cérébrale*, dues à des troubles de l'appareil *cardiaque, respiratoire,* ou *locomoteur* altérant ou viciant la motilité ou la sensibilité, dues à des troubles *trophiques,* à des vices de conformation ou de nutrition, à des arrêts de développement ou à des troubles *anapeiratiques* se rencontrent chez un grand nombre de sujets. Ces lésions multiples dans leur forme et dans leur aspect sont souvent caractéristiques de telle ou telle affection et sont tributaires d'une thérapeutique spéciale, en harmonie avec les altérations qui les ont provoquées. Leur description ne peut trouver sa place ici. Il en est de même pour certains troubles fonctionnels d'origine douteuse ou inconnue, dont la nomenclature ne ferait qu'inutilement allonger ce petit opuscule. Je ne dirai également que quelques mots des intoxications qui ont des localisations spéciales aux mains, tels que les tremblements de la *paralysie générale pseudo-alcoolique,* de *l'alcoolisme* aigu ou chronique, telle que l'hyperesthésie *nicotianique* des doigts. L'intoxication par le *mercure* et le *plomb* se manifeste très souvent à la main ; la paralysie mercurielle frappe de préférence tous les extenseurs de la main et donne lieu à un tremblement symptomatique ; les troubles de la mobilité sont communs dans l'intoxication *saturnine* ; la paralysie a pour siège de prédilection les muscles extenseurs ; elle est bilatérale, et frappe successivement l'extenseur commun, les extenseurs de l'index et du petit doigt, et les radiaux et peut donner lieu à de l'atrophie. Dans l'intoxication chronique par *l'arsenic* on rencontre aux doigts des éruptions vésiculeuses et des ulcérations nombreuses. D'autres toxiques, externes ou internes, peuvent également provoquer aux mains des symptômes spéciaux, mais leur rareté est tellement grande qu'il n'y a pas lieu de les mentionner ici.

Dès que les doigts ou la main commencent à être menacés par l'effet d'une intoxication, il est de toute nécessité de suivre un traitement spécial, sans tarder, car souvent la marche de l'intoxication est rapide, dangereuse toujours, même mortelle parfois

15° *Maladie des ongles.*

Les ongles, par leur situation même, sont exposés à chaque instant aux chocs, aux traumatismes ou aux contusions. Selon la force de la pression exercée à sa surface, l'ongle peut se casser, se comprimer ou être même arraché.

Dans ce dernier cas, on devra, après avoir lavé avec une solution antiseptique froide le lit unguéal, agir comme pour une plaie des doigts; l'ongle, recouvert par un pansement protecteur, repoussera lentement sans laisser de traces de l'accident. Quand l'ongle est fendu, on devra également avoir recours à des lavages ou à des bains locaux quotidiens et à un pansement protecteur qui, le soustrayant à l'influence des agents extérieurs, permettra sa rénovation.

Quand un choc n'a fait que contusionner un ongle, en peu de temps sous sa face interne, un peu de liquide sanguinolent s'épanche ; l'ongle devient noir, est douloureux et présente des élancements isochrones aux pulsations ; des lotions froides, des bains locaux froids, des compresses imbibées de liniments opiacés suffiront pour calmer la douleur ; peu à peu l'épanchement tendra à diminuer et au bout de quelques semaines disparaîtra. Si la contusion est assez violente, l'épanchement peut être très considérable et après quelques jours l'ongle peut se détacher et tomber ; souvent il est chassé de son lit par un ongle nouveau et ne tombe complètement qu'après un assez long laps de temps.

Comme pour les doigts, des corps étrangers peuvent venir s'implanter sous le bord libre de l'ongle, entre la surface cornée et le lit unguéal. Ce sont en général des échardes, des petits fragments d'os, de bois, d'aiguille ou de métal ; leur présence occasionne de la douleur, la compression l'exaspère et, si on ne peut les enlever rapidement, il se forme des petits abcès ; aussi est-il prudent, pour éviter la douleur et toute complication possible, de procéder à l'extraction de ces corps étrangers avec le plus de rapidité possible. On opérera avec une grande délicatesse, comme il a été dit au sujet des corps étrangers des doigts ; des petits pansements seront faits matin et soir tant que l'inflammation persistera.

A la suite de ces traumatismes, de ces contusions ou de ces corps étrangers non extraits, la couche unguéale sous-épidermique peut s'enflammer et donner lieu à un *Onyxis traumatique*. Il se forme sous l'ongle un abcès ;

la tension, la douleur, la chaleur augmentent, la fièvre apparaît et au bout de quelques jours la suppuration arrivée à son maximum de production ou bien se résorbe ou bien se fait jour au niveau du sillon antérieur de l'ongle Dans les cas graves où la suppuration est abondante, l'ongle décollé de son lit, s'ébranle et tombe. Cette inflammation du tissu sous-unguéal est extrêmement douloureuse, elle retentit sur l'organisme tout entier et produit souvent des réactions intenses.

Dans ce cas, dès qu'apparaissent les phénomènes du début de l'inflammation, la douleur, il est urgent de donner des soins à l'ongle malade. Des bains locaux émollients, prolongés, tièdes, des cataplasmes adoucissants, des onctions narcotiques, des calmants à l'intérieur, seront les moyens de traitement à employer; quand le pus est formé il faudra avoir recours à une petite incision pratiquée au niveau du bord antérieur, ou sur l'un des bords latéraux; quand le pus est collecté au milieu de la surface unguéale interne, l'incision devra porter à cet endroit; dans certains cas il vaut mieux, par le grattage amincir l'ongle, le percer et donner ainsi issue au pus sous-jacent.

Souvent l'inflammation du derme sous-unguéal se propage au doigt tout entier, voire même à la main; il existe une lymphangite considérable, de la tuméfaction, souvent même de l'œdème; la peau est tendue, luisante, rouge; il existe de la fièvre et de l'engorgement des ganglions. Cette dernière inflammation entre dans le cas que nous avons signalé au sujet du panaris et comporte le même traitement, puisque c'est une de ses variétés.

L'onyxis vrai, ou dermite unguéale chronique ulcéreuse, peut se présenter sous trois formes:

L'onyxis latéral, ou ongle incarné, si fréquent et si répaudu aux pieds, n'existe pas à la main.

L'onyxis syphilitique et le périonyxis sont les manifestations locales des accidents secondaires de l'infection syphilitique; elles peuvent porter sur l'ongle même ou sur le derme péri-unguéal. Ce sont des ulcérations bourgeonnantes, fongueuses, irrégulières, à bords découpés, de mauvaise apparence et secrétant une sérosité sanguinolante; elles siègent de préférence au niveau du replis rétro-unguéal ou sur le pourtour de l'ongle. Avec des soins spéciaux cet onyxis guérit vite et facilement; sans soins, il prend des proportions considérables, la suppuration devient abondante, sanieuse, les douleurs sont vives, l'ulcération augmente en profondeur et en étendue, elle prend une teinte livide, et l'ongle lui-même déchiqueté et raccourci tombe, laissant à nu les fongosités molles et fétides. En dehors des soins de propreté et d'antisepsie rigoureuses qui sont indispensables, cette affection nécessite impérieusement le traitement antisyphilitique.

L'onyxis scrofuleux est fréquent chez l'enfant et chez l'adolescent; c'est une manifestation locale de la diathèse scrofuleuse et, sous l'influence d'un traumatisme, d'un corps étranger ou d'une altération quelconque de l'ongle, elle fait son apparition. Un ou plusieurs doigts peuvent être simultanément ou successivement atteints. Le repli rétro-unguéale est rouge, boursoufflé, ulcéré, avec des fongosités molles, saignantes, baignées de sérosité purulente ; l'ongle ébranlé devient dur, racorni, noirâtre et, dans des cas graves, tout son lit est détruit jusqu'à la phalange. Souvent, l'os de la phalange (même en dehors de l'onyxis) se déforme, s'altère, s'accroît pour former la *spina ventosa*.

Le traitement de cette affection est celui de la scrofule.

Comme pour la main et les doigts, un grand nombre de maladies générales ont une répercution marquée sur l'ongle ; la fièvre typhoïde peut provoquer sa chute, en modifier la texture ; la tuberculose lui imprime une forme anormale, [en massue, c'est *l'ongle hippocratique* ; la grossesse, le rhumathisme augmentent son épaisseur, c'est *l'ongle rhumatismal* avec ses sillons et sa courbure exagérée ; le diabète provoque sa chute ; le rachitisme raccourcit son diamètre antéro-postérieur ; la chlorose change sa coloration et sa consistance ; le scorbut le ramollit, l'ébranle et des quantités d'affections cachectisantes lui impriment un cachet d'hippocratisme plus ou moins marqué. Il en est de même pour les affections diathésiques qui elles aussi ont une influence spéciale sur l'ongle et qui peuvent arriver à provoquer, à côté de lésions de nutrition, son décollement, sa chute totale ou partielle, son hypertrophie ou sa malformation. Enfin certains parasites sont les hôtes de l'ongle ; c'est l'*Achorion Schœnleini*, le *Tricophyton tonsurans*, le *Microsporon Aud'houini*, et quelques autres spores et productions parasitaires que l'on trouve le plus souvent.

Telles sont d'une façon succincte les principales affections que l'on rencontre chez l'ongle humain.

. . . .

Comme pour la main et les doigts, l'ongle a besoin de soins spéciaux pour maintenir son intégrité parfaite et ces trois parties distinctes, *ongles*, *doigts* et *main*, forment un tout indivis qui nécessite une hygiène absolue, rationnelle et constante. C'est à la *propreté* rigoureuse de cette main, à des soins hygiéniques continus de cet organe que l'on doit avoir recours pour conserver dans un état de supériorité parfaite cette partie essentielle du corps humain.

La *Propreté* méticuleuse et raisonnée doit être à elle seule la sauvegarde de la main, car c'est par elle seule que l'on peut et que l'on doit en obtenir *sa défense*.

Jeugny (Aube), Août 1901.

FIN

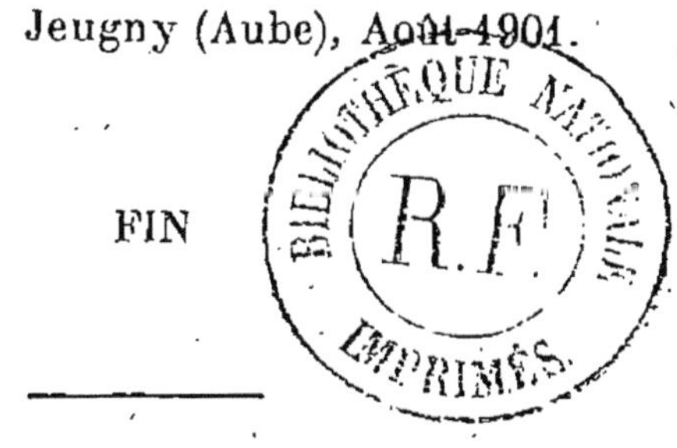

TABLE DES MATIÈRES

Le Mans. — Association ouvrière (Mauboussiu, Jobidon & Cⁱᵒ), 5, rue du Porc-Epic.

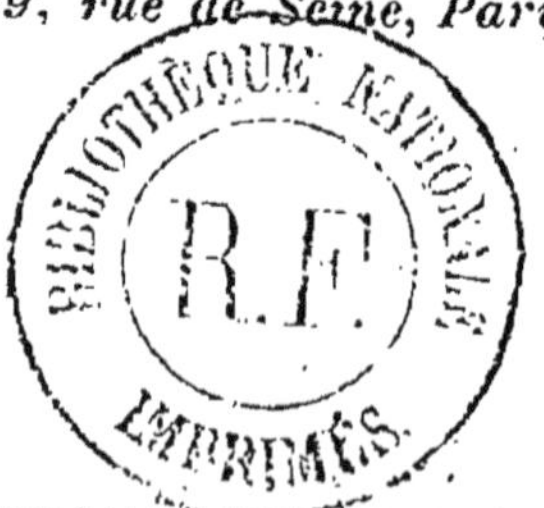